医師事務作業補助者のための

医療文書 作成術

―STEP UP の羅針盤―

著　小林 利彦

洋學社

はじめに

　医師の時間外労働規制が本格的に始まった2024年4月以降，現行制度のもと，医師でなくても実施可能な業務を他の医療関係職にタスク・シフト／シェアしていく流れが強化されつつある。一方，2008年に診療報酬制度の中で新設された「医師事務作業補助体制加算」はすでに16年目を迎え，2022年度の診療報酬改定では，加算点数の増加とともに「3年以上の経験がある医師事務作業補者が配置区分ごとに5割以上配置されていること」を高く評価するという意味深な施設基準へと文書内容が変更された。これまで医師事務作業補助体制加算では，①診断書等の文書作成補助，②診療記録への代行入力，③医療の質の向上に資する事務作業（診療に関するデータ整理，院内がん登録等の統計・調査，教育や研修・カンファレンスのための準備作業等），④入院時の案内等の病棟における患者対応業務及び行政上の業務（救急医療情報システムへの入力，感染症サーベイランス事業に係る入力等）が基本的4業務として位置づけられてきたが，そのなかでも①→②→③→④の順で実施率には大きな差があることが知られている。また，実務者のなかでは，診断書等の文書作成補助に関して，医療文書の違いにより作成支援の難易度に大きな差があることも認識されている。

　医師の働き方改革の支援に向け2021年9月30日に出された医政局通知には，「必ずしも医師が行う必要はなく，看護師その他の医療関係職種のほか，医師事務作業補助者（『医師の指示で事務作業の補助を行う事務に従事する者』をいう）等の事務職員が行うことも可能である」とした7業務（**表1**）が示されている。その中には医療関連文書の代行記載（代行入力）業務がいくつか含まれているが，入職1年目の医師事務作業補助者でも実施可能であるものから，一定の教育や研修等を受けないと文書作成の支援が困難なものまである。

　本書では，医師事務作業補助者による代行記載が期待される医療文書に関して，代表的なものをいくつか取り上げ実践に即した解説を行うこととする。具体的には，当該文書の必要性を含む制度設計の概要から，医師事務作業補助者が代行記載する際に知っておくべき事項と各種規則，そして実際の代行記載（代行入力）時のコツやポイントなどを解説していく。

　診療現場におけるOJT（On the Job Training）では「習うより慣れよ」という教育手法がよくとられているが，医療文書の代行記載に関しては，事前に一定程度の知識を習得しておくとともに，マニュアル的なテキストが存在すれば，よりすみやかにかつ適切な医療文書作成が行えるものと考える。本書を通じて，1～2年目の医師事務作業補助者だけでなく，3年目以上の指導者クラスに対しても，医療文書記載にかか

■ はじめに

わる実務および教育面で有用な知見が提供できれば幸いである。

2024年8月　著者

表1　令和3年9月30日の医政局長通知にて「その他職種にかかわらずタスク・シフト／シェアを進めることが可能な業務」とされた7業務

① 診療録等の代行入力（電子カルテへの医療記録の代行入力、臨床写真など画像の取り込み、カンファレンス記録や回診記録の記載、手術記録の記載、各種サマリーの修正、各種検査オーダーの代行入力）
② 各種書類の記載（医師が最終的に確認または署名〈電子署名を含む〉することを条件に、損保会社等に提出する診断書、介護保険主治医意見書等の書類、紹介状の返書、診療報酬等の算定に係る書類等を記載する業務）
③ 医師が診察をする前に、医療機関の定めた定型の問診票等を用いて、診察する医師以外の者が患者の病歴や症状などを聴取する業務
④ 日常的に行われる検査に関する定型的な説明、同意書の受領（日常的に行われる検査について、医療機関の定めた定型的な説明を行う、又は説明の動画を閲覧してもらった上で、患者又はその家族から検査への同意書を受領）
⑤ 入院時のオリエンテーション（医師等から入院に関する医学的な説明を受けた後の患者又はその家族等に対し、療養上の規則等の入院時の案内を行い、入院誓約書等の同意書を受領）
⑥ 院内での患者移送・誘導
⑦ 症例実績や各種臨床データの整理、研究申請書の準備、カンファレンスの準備、医師の当直表の作成等の業務

医療文書の種類

　一般に，医療関連文書のうち，医療機関等で患者に対して作成・発行する診断書や証明書，意見書などを「医療文書」というが，その種類は数多く，実際の作成にあたっての難易度や煩雑さなどはさまざまである。また，日常診療の中で医師から医師に送る情報提供文書（診療情報提供書など）や医師から看護師ほかへの指示書（訪問看護指示書やリハビリテーション指示書等）なども医療文書として扱われることが多く，広義の診療録（診療記録）と医療関連文書・医療文書との境界は必ずしも明確でない（**表2**）。

表2　「医療関連文書」の種類

① 診療録（カルテ［医師による記録］：狭義の診療録）
　　　診察記録・中間サマリー・退院時要約など
② 診療記録（広義の診療録・診療情報）
　　　指示書（一般・各種検査・注射・リハビリ・訪問看護指示書など）
　　　説明書・同意書・報告書（手術・検査・画像・その他）
　　　処方せん
　　　計画書（入院診療・栄養・リハビリなど・クリニカルパス）
　　　返書・紹介状（診療情報提供書など）
③ 医療文書
　　　診断書・証明書・意見書など　レセプト関連文書
④ その他：インシデント報告・各種レジストリー（がん登録・NCD）

　本書では，表2で示す医療関連文書のうち，レセプト関連文書を除く医療文書（診断書，証明書，意見書など）について，医師事務作業補助者が当該文書を作成支援・代行記載する際のコツやポイントなどを解説する（**表3**）。あわせて，当該文書を作成するうえで知っておくとよい医学知識や各種制度概要についても言及する。

■ 医療文書の種類

表3　本書で取り上げる医療文書

① 初回受診後（退院後）に依頼されることが多い文書
　・一般的な「診断書」と「証明書」
　・生命保険会社の入院・通院・手術証明書（診断書）等
　・自動車損害賠償責任保険診断書
　・傷病手当金支給申請書
　・労働者災害補償保険意見書
② 長期的な受診・治療等に絡んで依頼されることが多い文書
　・医療要否意見書
　・身体障害者診断書・意見書
　・小児慢性特定疾病医療意見書
　・指定難病臨床調査個人票
③ 介護保険（要介護認定）の申請に必要な文書
　・介護保険主治医意見書
④ 障害年金の申請に必要な文書
　・障害基礎年金・障害厚生年金診断書

※文中掲載の診断書・証明書等内の青字・青罫線・灰色枠で囲んだコメントは著者加筆による。

目　次

はじめに　iii
医療文書の種類　v

1　一般的な「診断書」と「証明書」　1
概要説明　1
医療文書記載時のコツとポイント　1
Memo　5

2　生命保険会社の入院・通院・手術証明書（診断書）等　7
概要説明　7
医療文書記載時のコツとポイント　7
Memo　10
　◆ TNM分類とステージング　10
　◆ 手術術式・Kコード　14
　◆ 病理組織学的所見　15
　◆ 放射線治療　15

3　自動車損害賠償責任保険診断書　16
概要説明　16
医療文書記載時のコツとポイント　16
Memo　20

4　傷病手当金支給申請書　29
概要説明　29
医療文書記載時のコツとポイント　29
Memo　31

5　労働者災害補償保険意見書　32
概要説明　32
医療文書記載時のコツとポイント　36
Memo　42

6　医療要否意見書　43
概要説明　43
医療文書記載時のコツとポイント　43
Memo　44

■ 目　次

7　身体障害者診断書・意見書 ———————————————— 46
　概要説明 ·· 46
　医療文書記載時のコツとポイント ················· 46
　Memo ·· 62

8　小児慢性特定疾病医療意見書 ———————————————— 64
　概要説明 ·· 64
　医療文書記載時のコツとポイント ················· 64
　Memo ·· 69

9　指定難病臨床調査個人票 ———————————————— 70
　概要説明 ·· 70
　医療文書記載時のコツとポイント ················· 93
　Memo ·· 94

10　介護保険主治医意見書 ———————————————— 95
　概要説明 ·· 95
　医療文書記載時のコツとポイント ················· 96
　Memo ·· 97

11　障害基礎年金・障害厚生年金診断書 ———————————————— 108
　概要説明 ·· 108
　　◆ 障害年金にかかわる各種用語の説明　111
　医療文書記載時のコツとポイント ················· 112
　Memo ·· 116

12　診療録について ———————————————— 117
　診療録のあり方 ··· 117
　診療録の構造 ·· 118
　診療録「2号紙」の読解に向けて ···················· 119
　　◆ 初診時の情報収集　119
　　◆ POMR（Problem-Oriented Medical Record）　120
　　◆ クリニカルパス　121
　　◆ 退院時サマリー　121
　診療録と個人情報 ······································ 122

まとめ ———————————————— 124

　参考文献　127
　索　　引　129
　おわりに　133

1 一般的な「診断書」と「証明書」

概要説明

　医師または歯科医師が，人の健康状態や病気，外傷などについて診察および診断し，その結果を記載交付または証明した文書を「診断書」・「証明書」という。診断書および証明書の交付に関しては，法的に求められるものから私的に要望されるものまであるが，通常，患者・家族等からの依頼に応じて当該文書は作成される。なお，診断書の発行には医師による診察が必要であり，診断名のほか加療の必要性（加療の内容）や治療期間，仕事復帰の見込みなどが通常そこには記載される。一方，証明書には医師による診断記載が必ずしも必要ではなく，医療機関として発行する単なる証明文書としての一面もあるが，両者の違い（境界）は必ずしも明確でない。

　診断書・証明書の実際例としては，会社等に就職する際に必要な健康診断書や休職（休養）のために提出が求められる診断書，交通事故発生時に警察へ提出するための診断書，学校保健安全法施行規則で定められた学校感染症用の診断書・証明書，介護施設等への入所に必要な施設入所診断書などがある。また，市町行政への提出が求められる出生証明書や死産証書，死亡診断書なども重要な医療文書として位置づけられる。そのほか，理容師・美容師の免許登録に必要な診断書や，鉄砲または刀剣類の所持に必要な診断書などもある。

医療文書記載時のコツとポイント

　医療機関として診断書や証明書を作成・発行する際には，どのような目的で使うのか，どこに提出するのかを依頼者に確認することがまずは大切である。とくに，医師が記載する診断書は社会の中で公的な証明書（公文書）としてさまざまな用途に使われかねないので，後日紛争等に巻き込まれることがないような対応判断が必要である。また，各種診断書の発行にあたっては，原本の提供が通常求められるので，確実にコピーを保管しておくことが大切である。

　診断書や証明書の記載においては，依頼者（患者）の名前を正確に記載する（戸籍上の文字を使用する）ことが大切である。実際，日本語には同じ読み名でも別表記となるものが少なくなく，当該文書を提供する際には，本人に入力間違い（書き間違い）がないことを確認しておきたい。また，診断書には症状ではなく診察時の「病名（疑い病名を含む）」を記載することが原則であり，「診察日＝診断日」とすることが望ま

■1 一般的な「診断書」と「証明書」

しい。なお，診察時点での加療（見込）期間は診断日当日の判断（推定）であることから，「〜日間の加療を要する見込みである（ただし現症によるものとする）」といった記述で問題はない。当然，病名に関しても「〜の疑い」としたものが後日確診に至った場合や病名変更などがあった際には，新たな診断書を作成することでそれが有効な（最新の）ものとなる。そのほか，本文記載のあとに（記載欄に）空欄が多く残ると（ときとして悪意のもと）他人から追記される可能性もでてくるので，「以下余白」「以上」といった表記で締めくくるとよい。

　診断書の場合，医師の記名押印または署名（捺印）がその文書内容の保証や原本性に大きく影響する。したがって，医師事務作業補助者が当該文書を代行記載（作成支援）する際には，押印または署名（捺印）の欄を白紙のままとしておくのが正しい対応である。ちなみに，証明書においては，担当医による記銘押印や署名（捺印）などは本来不要なはずであるが，依頼文書の記載様式の中で診断名とともに医師の記名押印等を求めているものもあり悩ましいところである。実際には，患者のレセプトレベルでの病名記載や入院期間・通院期間などであれば事務処理的な証明書発行が可能であると考えるが，学校や会社等に出す感染症関連の証明書では，検査結果としての陽性・陰性判断（または医師による診断証明）が求められることも多い。ただし，新型コロナウイルス感染症対応でも大きな社会問題となったが，学校や会社などが医療機関に対して陰性（治癒）証明書などを求めることは，診療現場への大きな業務負担となることを理解すべきである。実際，この手の通学・通勤許可判断に関しては，国が「解熱してから○日間経ち症状がなければよい」「濃厚接触者でも3日後の抗原検査にて陰性であれば隔離を解除できる」といった基準を設けることで，医療機関における文書作成等の業務負担はずいぶん減るはずである。

　ここでは，交通事故で受傷・受診した際に警察へ提出する診断書（図1）と学校感染症（インフルエンザ）の罹患証明書（図2）の記載例を示す。

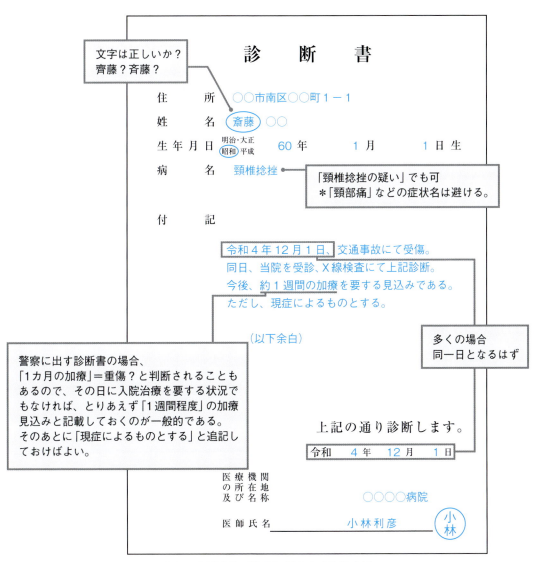

図1　交通事故で警察に提出する診断書例

■1　一般的な「診断書」と「証明書」

様式2

医師　様
　お手数をおかけいたしますが、下記に御入いただき、児童生徒の保護者へお渡しください。
　　　　　　　　　　　　　　　　　　　　　　静岡県教育委員会健康体育課長

インフルエンザ罹患証明書

氏　名　〇〇 花子　　　　　　　生年月日　平成 28年 4月 7日

上記患者は、インフルエンザに感染しているものと証明いたします。

症状出現日：令和　4年　12月　4日（発症0日）

診　断　日：令和　4年 12月　4日

医療機関名：　〇〇クリニック

医師氏名又は代表者氏名：　小林利彦　　　　㊞(小林)

学校保健法安全法施行規則第19条第2項　インフルエンザ（新型インフルエンザ・鳥インフルエンザ等を除く。）の出席停止期間『発症した後5日を経過し、かつ、解熱した後2日（幼児にあっては、3日）を経過するまで』とされています。
※気になる症状等がある場合は、再度かかりつけ医へ受診してください。

医師からの知見

インフルエンザA型が陽性

（同一日となる）

インフルエンザ経過報告書（保護者記入）

発症日	日時	午前測定時刻：体温	午後測定時刻：体温
0日目	12月 4日	午前 6時40分：38.2度	午後　時　分：　度
1日目	月　日	午前　時　分：　度	午後　時　分：　度
2日目	月　日	午前　時　分：　度	午後　時　分：　度
3日目	月　日	午前　時　分：　度	午後　時　分：　度
4日目	月　日	午前　時　分：　度	午後　時　分：　度
5日目	月　日	午前　時　分：　度	午後　時　分：　度
6日目	月　日	午前　時　分：　度	午後　時　分：　度
7日目	月　日	午前　時　分：　度	午後　時　分：　度
8日目	月　日	午前　時　分：　度	午後　時　分：　度

　発症した日を0日として、そこから5日間（計6日間）は登校できません。また、平熱となった日を解熱0日目とし、平熱で過ごせる日を2日間（幼児にあっては3日間）経過するまでとされています。

HRNO（　　　）氏名（　　　　　）保護者名（　　　　　　㊞）

図2　インフルエンザ罹患証明書（静岡県）

> **Memo**

　交通事故の診断書記載では，十分な精密検査等がなされないまま，暫定的な判断のもと医師による診断書が作成・発行されることも多い。したがって，後日の診察や検査等で病名追加または病名変更がなされ，より直近の診断書等に正確な診断名や治療見込みなどが記載されることは珍しくない。そういった意味でも，救急外来等で診察後にその場で記載・発行する診断書については，断定的な文章表現は避けたほうがよい。

　学校感染症の診断や治癒判断を求める診断書・証明書等は，都道府県や市町または個々の学校によって，その記載様式（書式）などが異なることも少なくない。また，図2で示した罹患証明書などを医療機関に求めない市町も少しずつ増えてきている。実際，私が居住する浜松市では，令和4年12月から，それまで使用していた「インフルエンザ罹患証明書（医師の証明あり）」を，保護者が記入する「インフルエンザ経過報告書（医師の証明なし）」へと改めた。それにより，児童や生徒が発熱等で医療機関を受診してインフルエンザと診断された場合には，保護者が医師に症状が出た日を確認して，保護者が「インフルエンザ経過報告書」に記入（記載）する運用手順に今はなっている。その後は，自宅等で経過観察（経過報告書に朝・夕の体温を記載する）を行い，発症後5日（発症日が0日）かつ解熱後2日（幼児は3日）の経過を経て登校することが認められている。ちなみに，学校保健安全法施行規則第18条・第19条で定められている学校感染症の取扱い方法は，**表4**に示すとおりである。

　医療機関における診断書や証明書等の発行料金は施設によってさまざまであるが，医師の診断・判断内容が文書内に記載されている診断書のほうが，単純な証明書より高い価額設定となっていることが通常である。

表4　学校感染症の種類と出席停止期間の基準

（様式2）

感染症と出席停止期間の基準　　（学校保健安全法施行規則第18・19条）

	疾　　病	出席停止となる期間の基準
第1種	エボラ出血熱、クリミア・コンゴ出血熱、痘そう、南米出血熱、ペスト、マールブルグ病、ラッサ熱、急性灰白髄炎、ジフテリア、重症急性呼吸器症候群（病原体がベータコロナウイルス属SARSコロナウイルスであるものに限る。）、中東呼吸器症候群（病原体がベータコロナウイルス属MERSコロナウイルスであるものに限る。）及び特定鳥インフルエンザ（感染症の予防及び感染症の患者に対する医療に関する法律（平成10年法律第114号）第6条第3項第6号に規定する特定鳥インフルエンザをいう。次号及び第19条第2号イにおいて同じ） 感染症の予防及び感染症の患者に対する医療に関する法律第6条第7項から第9項までに規定する新型インフルエンザ等感染症、指定感染症及び新感染症	治癒するまで （学校保健安全法施行規則第19条第1項第1号）
第2種	インフルエンザ（特定鳥インフルエンザ及び新型インフルエンザ等感染症を除く）	発症した後5日を経過し、かつ解熱した後2日（幼児にあっては3日）を経過するまで
第2種	新型コロナウイルス感染症	発症後5日を経過し、かつ、症状が軽快した後1日を経過するまで
第2種	百日咳	特有の咳が消失するまで又は5日間の適正な抗菌性物質製剤による治療が終了するまで
第2種	麻しん（はしか）	解熱した後3日を経過するまで
第2種	流行性耳下腺炎（おたふくかぜ）	耳下腺、顎下腺又は舌下腺の腫脹が発現した後5日を経過し、かつ、全身状態が良好になるまで
第2種	風しん（三日ばしか）	発疹が消失するまで
第2種	水痘（水ぼうそう）	すべての発疹が痂皮化するまで
第2種	咽頭結膜熱	主要症状が消退した後2日を経過するまで
第2種	結核	病状により学校医その他の医師において感染のおそれがないと認めるまで
第2種	髄膜炎菌性髄膜炎	
第2種	※病状により学校医その他の医師において感染のおそれがないと認めたときは、この限りではない。（学校保健安全法施行規則第19条第1項第2号）	
第3種	コレラ 細菌性赤痢 腸管出血性大腸菌感染症 腸チフス パラチフス 流行性角結膜炎 急性出血性結膜炎 （その他の感染症） A群溶連菌感染症　ウイルス性肝炎 マイコプラズマ感染症　感染性胃腸炎 その他の感染症（　　　　　　　　　　）	病状により学校医その他の医師において感染のおそれがないと認めるまで（学校保健安全法施行規則第19条第1項第3号）

（学校保健安全法施行規則第19条第1項第4号）第1種若しくは第2種の感染症患者のある家に居住する者又はこれらの感染症にかかっている疑いがある者については、予防処置の施行の状況その他の事情により学校医その他の医師において感染のおそれがないと認めるまで。

（成田市：感染症と出席停止期間の基準．https://www.city.narita.chiba.jp/content/000178672.pdf より：2024年8月閲覧）

2 生命保険会社の入院・通院・手術証明書(診断書)等

概要説明

　生命保険は保険金等がどのように支払われるかによって「死亡保険」「生存保険」「生死混合保険」「それ以外の保険」の4つに分類されるほか,特約サービスとして,入院・通院・手術への保険給付や3大疾病(がん・心臓病・脳卒中)に罹患した際の保険給付,先進医療を受けた場合の保険給付,所定の介護状態になったときの保険給付などさまざまなサービス(商品)が用意されている。生命保険会社の数も著しく多く,一般社団法人生命保険協会に加盟する会社だけで42社(2022年9月12日時点)存在する。また,近年はインターネットを利用した契約対応や各種相談サービスなども増えており,保険金が支払われる際の手続き・手順などはさまざまである。

　保険給付にあたり生命保険会社への申請時に必要な診断書・証明書等の書式は保険会社によって様式が若干異なっているが,主だった記載項目に違いは少なく,以前に比べれば記載項目欄の標準化や簡略化が進んでいる。また,比較的低額な保険給付に関しては,医師が記載する診断書の提出を省略し,医療機関の窓口で原則無料発行される診療明細書や領収書などで簡易請求できるようになってきている。

　ここでは,一般的な入院・手術証明書(診断書)(図3)を例示する。

医療文書記載時のコツとポイント

　患者の氏名・性別・生年月日を含む基本情報等については,診療録などを確認して正確に記載・記述することが大切である。とくに,傷病発生年月日や初診日,入院日,退院日などは正確かつ確実に記載しておく必要がある。実際,記載内容に誤りがあれば,診断書・証明書の修正や追記等が必要になり,患者・家族への保険給付が遅れるだけでなく,医療機関としての信用や信頼を損ねることにもなる。そのほか,細かな既往歴や前医での治療内容等の記述においては,ときとして,患者と生命保険会社との契約時の情報共有の違いなどから紛争になることがあることも知っておきたい。したがって,生命保険会社等の診断書作成では,診療録に記載されている事実のみを記述(入力)し,看護記録や持参薬等から推察される既往症などに関しては担当医への確認を確実に行ったほうがよい。

入院・手術証明書（診断書）

カルテ番号（ 000-000-00 ）

1 氏名
○○ 太朗　☑男性　生年月日 ☑昭和 30年 1月 1日

2 傷病名（確定診断された場合は確定診断後の傷病名）

ア 入院等の治療を行った傷病名：胃癌 ①

傷病発生年月日（症状出現日または異常指摘日等）：☑令和 4年 10月 15日 ☑症状出現

入院等の治療を勧めた日：☑令和 4年 10月 15日 ☑入院

イ アの原因：不明 ②

3 前医紹介医
☑有　治療期間：☑令和 4年 10月 15日 ～ ☑令和 4年 10月 15日　医療機関名：田中消化器クリニック

4 診療期間
初診 ☑令和 4年 10月 15日 ～ ☑令和 4年 11月 10日　☑現在加療中

5 入院期間
第1回入院：☑令和 4年 10月 15日 ～ ☑令和 4年 11月 4日

6 今回の傷病に関して実施した手術等

第1回手術
- 手術名：腹腔鏡下胃全摘術
- 手術部位：☑医科　診療報酬点数区分：K 657-02-02
- 手術日：令和 4年 10月 20日
- 手術種類：☑(3)開腹術・腹腔鏡
- 手術目的：☑治療
- 悪性組織を：☑摘出した

7 放射線治療
（該当なし）

8 先進医療
（該当なし）

9 悪性新生物の場合
- 病理組織診断名：Adenocarcinoma
- (p)TNM 分類：T(3) N(1) M(0)
- 病理組織診断確定日：☑令和 4年 10月 31日

10 今回の傷病にかかる後遺障害
（該当なし）

11 告知病名
本人に病名を ☑上欄「2 傷病名」と同じ　と告げた。

12 請求意思能力
☑有

上記のとおり証明する。　令和 4年 11月 10日

- 郵便番号：〒000-0000
- 所在地：静岡県○○市○○町 1-1
- 名称：○○病院
- 科名：消化器外科
- 医師氏名：小林 利彦 ㊞

①傷病名が複数あれば
　(1)・・・
　(2)・・・
と記載する。悪性新生物の場合、原発・再発・転移といった記述（追記）もあるとよい。

②傷病がケガの場合は受傷原因（交通事故等）を記載する。

③○○年頃、あるいは「不詳」という記述であってもよい。

④生検は「手術」とする。

⑤「入院等の治療を行った傷病名」に関係する診療が行われた前医を記載すればよい。治療期間が不明であれば、初診日を書けばよい。

⑥外来の場合は「入院期間」欄の記入は不要である。日帰り入院の場合は入院基本料の算定の有無を記載する。

⑦診療報酬点数区分番号は、
　「1〜3桁目」に区分番号
　「4・5桁目」に枝番号
　「6・7桁目」に項番を記載する。
　（項番内訳〈イ・ロ・ハ等〉は不要）
　医科Dコードは生検した場合に記載する。

⑧照射中の場合は、これまでの治療期間を記載する（予定は含まない）。

⑨自院で評価療養として認められているか否かにかかわらず記載する。

⑩上皮内癌およびCIN II III を含む。

⑪生検日・手術日でなく、最初に病理診断が確定した日。

左図：図3　生命保険会社の入院・手術証明書（診断書）
（株式会社かんぽ生命保険：入院・手術証明書. https://www.jp-life.japanpost.jp/customer/procedure/assets/pdf/nyuinsyoumei.pdf より：2023年8月閲覧）

最近は，以前に比べ，生命保険会社等の証明書・診断書において，診療経過等の記録記載があまり重視されていない。図3で示す文書例では診療経過の記載欄がそもそもないが，生命保険会社等の他の証明書・診断書においても，当該記載欄は著しく簡略化されている。その背景には，入院期間が相対的に短くなっていることもあるが，保険給付の要件として傷病名と疾病の進行度，そして手術術式・処置等のレセプトコードが重視されているという事実がある。そのような意味でも，当該文書を作成支援する医師事務作業補助者には，悪性腫瘍におけるTNM分類やステージングなどのほか，診療報酬点数区分コード（KコードやJコードなど）に関する知識等が一定程度必要となる。また，放射線治療症例に関しては，線量としての「グレイ」という単位も知っておきたい。そのほか，先進医療については，自施設で行われている当該診療についてある程度理解しておくことが大切である。

Memo

　前述したように，生命保険会社等の保険給付サービスには，入院・通院補償だけでなく，がん・心臓病・脳卒中などの疾病別に保険給付サービスが用意されているものや，手術の種類（手術術式）によって保険給付額が異なるものがある。そのため，申請時に必要な診断書や証明書等を作成するにあたっては，傷病名や傷病発生年月日，初診日，入院期間，通院日といった基本情報だけでなく，悪性新生物などの進行度（ステージング）や手術術式，病理診断結果，放射線治療内容等の記載が必要になることが多い。また，急性心筋梗塞や狭心症などの心臓病では心電図検査によって確定診断がついていること，脳卒中・脳動脈瘤・一過性脳虚血発作などでは画像検査が実施され診断がついていることなどが保険給付条件として記されていることも多い。

　したがって，当該文書を作成する医師事務作業補助者等には，それらの医学領域にかかわる知識を一定程度習得しておくことが期待される。ここでは，がん疾患に絡んだTNM分類とステージング，手術術式（Kコード），病理組織学的所見，放射線治療に関して，診断書や証明書などを作成支援するうえで知っておきたい事項について解説する。

◆ TNM分類とステージング

　悪性腫瘍の進行度・進展度を表す病期分類として「国際対がん連合（UICC）」と「癌取扱い規約」のTNM分類がよく知られているが，生命保険会社等の診断書・証明書では通常UICCのTNM分類が推奨（採用）されている。ここでは，肺癌と胃癌について，UICCのTNM分類（第8版）をもとに，ステージング（ステージの決定）における判断基準等を図4・表5・表6・図5を用いて概説する（詳細については原著［参

考文献9]を参照されたい）。

		肺癌（主に腫瘍径で進展度が決まる）		胃癌（腫瘍の深達度で進展度が決まる）
Tis	Tis	上皮内	Tis	上皮内，高度異形成
T1	T1mi	充実成分径≦0.5cm，病変全体径≦3cm		
	T1a	充実成分径≦1cm	T1a	M（粘膜内[粘膜筋板まで]）
	T1b	1cm＜充実成分径≦2cm	T1b	SM（粘膜下層まで）
	T1c	2cm＜充実成分径≦3cm		
T2	T2a	3cm＜充実成分径≦4cm／主気管支／臓側胸膜浸潤／肺門部までの無気肺	T2	MP（固有筋層まで）
	T2b	4cm＜充実成分径≦5cm／主気管支／臓側胸膜浸潤／肺門部までの無気肺		
T3	T3	5cm＜充実成分径≦7cm／壁側胸膜/胸壁／横隔神経／心膜に浸潤／同肺葉の副腫瘍結節	T3	SS（漿膜下層まで）
T4	T4	7cm＜充実成分径／横隔膜／縦隔／心臓／大血管／気管／反回神経／食道／椎体／気管分岐部に浸潤／同側別肺葉の副腫瘍結節	T4a	SE（漿膜への露出[漿膜を貫通]）
			T4b	SI（隣接臓器[隣接構造]への浸潤）

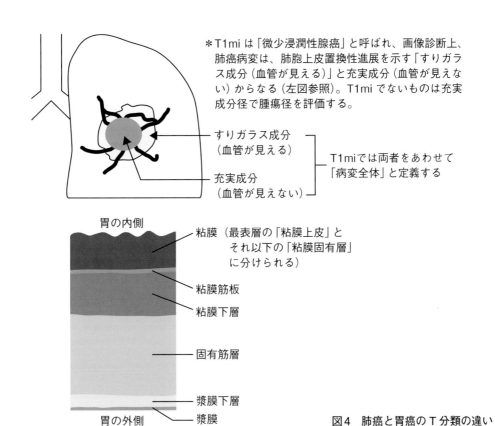

図4 肺癌と胃癌のT分類の違い

表5 肺癌と胃癌のN分類・M分類の違い

		肺癌（リンパ節転移の部位と遠隔転移の有無で進行度が表現される）		胃癌（リンパ節転移の個数と遠隔転移の有無で進行度が表現される）
N0	N0	所属リンパ節転移なし	N0	所属リンパ節転移なし
N1	N1	同側の気管支周囲かつ／または同側肺門、肺内リンパ節への転移で原発腫瘍の直接浸潤を含める	N1	1≦所属リンパ節転移≦2
N2	N2	同側縦隔かつ／または気管分岐下リンパ節への転移	N2	3≦所属リンパ節転移≦6
N3	N3	対側縦隔、対側肺門、同側あるいは対側の前斜角筋、鎖骨上窩リンパ節への転移	N3a	7≦所属リンパ節転移≦15
			N3b	16≦所属リンパ節転移
M0	M0	遠隔転移なし	M0	遠隔転移なし
M1	M1a	対側肺内の副腫瘍結節、胸膜または心膜の結節、悪性胸水（同側／対側）、悪性心嚢水がある	M1	遠隔転移あり
	M1b	肺以外の一臓器への単発遠隔転移がある		
	M1c	肺以外の一臓器または多臓器への多発遠隔転移がある		

肺癌の臨床病期分類

	T1a	T1b	T1c	T2a	T2b	T3	T4
N0	IA1	IA2	IA3	IB	IIA	IIB	IIIA
N1	IIB	IIB	IIB	IIB	IIB	IIIA	IIIA
N2	IIIA	IIIA	IIIA	IIIA	IIIA	IIIB	IIIB
N3	IIIB	IIIB	IIIB	IIIB	IIIB	IIIC	IIIC
M1a	IVA	IVA	IVA	IVA	IVA	IVA	IVA
M1b	IVA	IVA	IVA	IVA	IVA	IVA	IVA
M1c	IVB	IVB	IVB	IVB	IVB	IVB	IVB

胃癌の臨床病期分類

	cT1	cT2	cT3	cT4a	cT4b
cN0	I	I	IIB	IIB	IVA
cN1	IIA	IIA	III	III	IVA
cN2	IIA	IIA	III	III	IVA
cN3	IIA	IIA	III	III	IVA
cM1	IVB	IVB	IVB	IVB	IVB

表6 肺癌と胃癌のステージング
＊臨床病期分類「cTNM（clinical TNM）」とは別に病理病期分類「pTNM（pathological TNM）」としての表記もある。

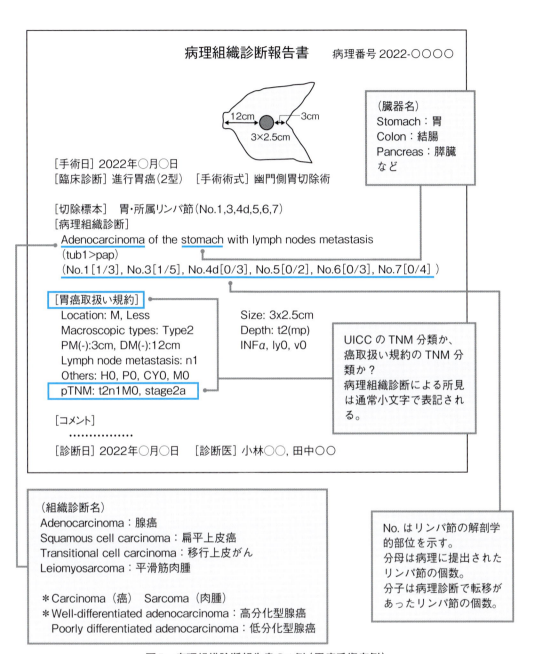

図5 病理組織診断報告書の1例（胃癌手術症例）

TNM分類におけるTは局所での腫瘍（原発巣）の進展度を表すが，消化管以外の腫瘍では通常その大きさによって，消化管腫瘍では深達度（消化管壁内の浸潤度）によってT1からT4までに分けられる。Nは所属（領域）リンパ節への転移状況を示すが，その進行度は，腫瘍の種類によってリンパ節転移の解剖学的位置（距離）で定義づけられたり，リンパ節への転移個数（総数）で表現されたりする。Mは遠隔転移の有無を示している。なお，これらの定義は腫瘍の種類（部位としての臓器）によって若干異なっているほか，UICCと癌取扱い規約とで判断基準が違うこともある。また，日本の癌取扱い規約は比較的頻繁に記述内容が変更されることから，癌取扱い規約に基づいて文書作成を行う場合には，最新版の定義を参照する必要がある。そのほか，表5で示す胃癌のN分類のようにリンパ節の転移個数が進行度を決定づけることになると，切除標本の病理組織診断により当初の臨床ステージと最終的な（病理診断）ステージが異なってくることもある。そのため，手術が行われない症例を含め，手術前のステージ分類を臨床病期分類（cTNM）として位置づけ，病理組織診断後のステージ分類を病理病期分類（pTNM）として別途表記することもある。

◆ 手術術式・Kコード

　生命保険会社等の診断書・証明書を作成にするにあたり，手術術式の名称（手術名）と医科点数表第10部（手術）の区分番号（Kコード）の記載がよく求められる。Kコードは通常「K+3桁の数字」で表記されるが，細かい術式区分に関しては枝番，項番，種別，識別がそれに続く。一例として，図3の「入院・手術証明書（診断書）」に記載がある腹腔鏡下胃全摘術（K657-02-02）では，胃全摘術K657の枝番である「腹腔鏡下胃全摘術K657-2」において，その項番「1．単純全摘術・2．悪性腫瘍手術・3．悪性腫瘍手術（空腸嚢作成術を伴うもの）・4．悪性腫瘍手術（内視鏡手術用支援機器を用いるもの）」のうち「2．悪性腫瘍手術」が選択・表記されている。

　診断書や証明書などを作成する際に，手術術式とKコードの記載（記述）については生命保険会社ごとに定められた手順に沿って行えばよい。ただし，実際の診療で行われた手術術式等が，診療報酬請求（レセプト請求）時の事務的な規則によって，レセプト上に必ずしもすべてが反映（記載）されているわけではないことに注意が必要である。また，保険会社によっては，手術（Kコード）だけでなく，一部の侵襲的処置（Jコード）も保険給付の対象にしていることがあり注意事項等の熟読が大切である。

　余談ではあるが，Kコードは診療報酬改定のたびに追加・変更等が行われ，手術手技を系統的に分類・理解するうえでの困難性が指摘されることも多く，外科系学会社会保険委員会連合が作成した手術手技分類である手術基幹コード（STEM7）も別途注目されている。とくに，2018年度の診療報酬改定において，「データ提出加算」の

申請時にKコードに加えSTEM7の併記が求められたことは知っておきたい。ちなみに，「KコードSTEM7対応表」は公開されている（最新のものは2022年版）。

◆ 病理組織学的所見

生命保険会社等の診断書・証明書に病理組織学的所見を記載する際，病理医が作成した病理診断報告書を閲覧（確認）する機会があるかと思われるが，同報告書は英語表記のもと書かれていることが多く，医師事務作業補助者など事務職員にはその読解が必ずしも容易でない。しかし，実際の文書作成時に知っておくべき用語はそれほど多くなく，前述したTNM分類の概念が理解できていれば，その対応作業は比較的容易である。ここでは，図5に病理組織診断報告書の一例を示し，診断書・証明書記載において知っておくべき事項を説明する。

◆ 放射線治療

放射線治療には，身体の外部から放射線を照射する外部照射と放射線が出る物質（密封小線源）を体内に埋め込んで治療する内部照射がある。また，放射線治療の照射目的として，悪性腫瘍等の根治を目指す（根治的照射）だけでなく，骨転移部の疼痛緩和を目的とした緩和的照射，手術前・手術後の腫瘍の縮小や再発予防などを目的とした術前照射，術後照射，予防照射などがある。

放射線が人体に与えるエネルギーを表す単位として「グレイ（Gy）」があるが，生命保険会社等の診断書・証明書では，放射線治療の部位と照射期間および総線量の記載が求められることが多い。また，放射線治療は医科点数表第12部（放射線治療）の区分番号（Mコード）で表記されることも知っておくとよい。

ちなみに，固形がんなどを対象に根治的な放射線治療を行う場合，おおむね50～60Gyの総線量が必要となるが，通常は「1日2Gy×（25～30日）」の照射計画のもと実施されることが多い。ただし，最近は，複数の二次元方向から照射を行う定位放射線治療や，腫瘍の複雑な形に合わせて照射量を可変できる強度変調放射線治療（IMRT）によるピンポイント照射などもよく行われ，以前に比べると少ない総線量で同等以上の治療効果が得られている。さらに，一部の施設では，粒子線（陽子線）や重粒子線（炭素イオン線）を用いた特殊な放射線治療が行われているので，診断書・証明書の記載要項等をよく読んで実際の文書作成につなげる必要がある（先進医療に相当する放射線治療などもある）。

3 自動車損害賠償責任保険診断書

概要説明

　自動車損害賠償責任保険（自賠責保険）はバイクを含むすべての車両にかけられており，運転者が保険の名義人とは異なっていても，一定額（最高120万円）までの治療費が被害者に支払われる保障制度である。すなわち，通常の任意保険が人（運転者）を対象に設計されているのに対して，自賠責保険は車両に掛けられた保険であると言える。ちなみに，自賠責保険は（同乗者を含め）人身事故のみを対象にしており，保険給付に向けた申請には「警察へ届ける診断書」と「自動車損害賠償責任保険診断書（あるいは，自動車損害賠償責任保険後遺障害診断書）」，「受診医療機関での診療明細書」などの書類提出が必要となる。なお，自賠責保険用の診断書は通常1カ月ごとに作成が求められ，医療機関は当該保険会社への文書提出後に診療報酬を受け取ることとなる。

　自賠責保険の診断書も他の診断書と同様に，当日診察にあたった医師が原則記載すべきだが，交通事故（人身事故）の多くが患者の居住地から離れた土地での受傷・受診となることや，救急外来等での比較的短時間での応対となること，患者自身が事故の直後で動揺していることなどもあって，患者基本情報などの診療録記載に誤りがあることも少なくない。さらに，夜間や時間外の受診対応であれば，外部からのアルバイト医師が救急対応していることや，その後の受診（転院）先医療機関で傷病名の追加や変更等が行われることも珍しくない。とはいえ，診断書の根拠はあくまで診療録にあることから，医師事務作業補助者を含む事務系職員が当該文書を代行記載する際には，可能な限り多くの診療情報を診療録から収集して，より正確な診断書作成に努めるべきである。当然，詳細が不明な点に関しては，推測や想像での記載を行うことなく，担当医に必ず問い合わせることが必要である。なお，外傷をきっかけに後遺症が後日発生することもあるので，初診時の診断書では「治癒見込み」としての記述にとどめることも多い。ちなみに，後日に傷病が固定し後遺症等を残した際には，後述する自動車損害賠償責任保険後遺障害診断書の提出が必要となる。

医療文書記載時のコツとポイント

　自動車損害賠償責任保険診断書の書式は定型化されており，表面には傷病名と受傷日・受診日（治療開始日）・診断日・作成日のほか，「症状の経過・治療の内容および

診　断　書

（保険会社使用欄）

カルテ番号 017-○○○-00

傷病者
住所　○○市北区○○町1−1
氏名　田中○○　　　㊚・女　1967年 5月 24日生

傷病名	治療開始日	治ゆまたは治ゆ見込（注1）
左大腿部打撲・挫傷	2022年10月3日	2022年10月13日　㊀治ゆ／治ゆ見込
左前腕打撲・擦過傷	2022年10月3日	2022年10月10日　㊀治ゆ／治ゆ見込
	年　月　日	年　月　日　治ゆ／治ゆ見込
	年　月　日	年　月　日　治ゆ／治ゆ見込
	年　月　日	年　月　日　治ゆ／治ゆ見込

（基本情報に誤りがないことを確認する。カルテ記載に誤記があることもある）

「治癒」記載は慎重に

病状の経過・治療の内容および今後の見通し　（受傷日 2022年 10月 2日）
（手術のある場合は実施日をご記入ください）

2022年10月2日、バイクに乗っていて交差点で乗用車と接触し受傷した。同日、○○救急センターで診察を受け、左大腿部への湿布処置と左前腕擦過傷への治療対応がなされたが、翌日になり痛みが増し当院の救急外来を受診した。
左大腿部・左前腕部に骨折はなく、打撲と擦過傷等への対応処置が行われた。その後、当院の外科外来での通院対応となったが、左前腕の創傷は7日間で、左大腿部の創傷は10日間で軽快・治癒した。

主たる検査所見

左前腕部 X-P・左大腿部 X-P に骨折所見なし。

意識障害の程度は JCS や GCS で示すとよい。

初診時の意識障害	㊀なし・あり（　程度　　　　　継続期間　　日　時間）
既往症および既存障害	㊀なし・あり（注2）（　　　　　　　　　　　　）
後遺障害の有無について	なし・あり・㊀未定

著しい外傷の場合、「後遺障害の有無」は「未定」とするのが無難である。

	日間		（診断日）2022年10月13日
入院治療	自　年　月　日・至　年　月　日		㊀治ゆ／継転／続医／中止／死亡
通院治療	11日間（内実日数 4日）自 2022年10月3日・至 2022年10月13日		
ギプス固定期間	固定　自　年　月　日・至　除去　年　月　日	固定具の種類（　　　）	
付添看護を要した期間	日間　自　年　月　日・至　年　月　日	理由	

（裏面も記入願います）

上記の通り診断いたします。
（作成日）
2022年 10月 15日

所在地
名　称　○○病院　外科
医師氏名　○○　○○
電話（　　）
㊞

固定具を使用した際には固定開始日と除去日を記載し、固定具の具体名（ギプス・シーネ・ポリネック・コルセットなど）を記入する。

図6　自動車損害賠償責任保険診断書

■3　自動車損害賠償責任保険診断書

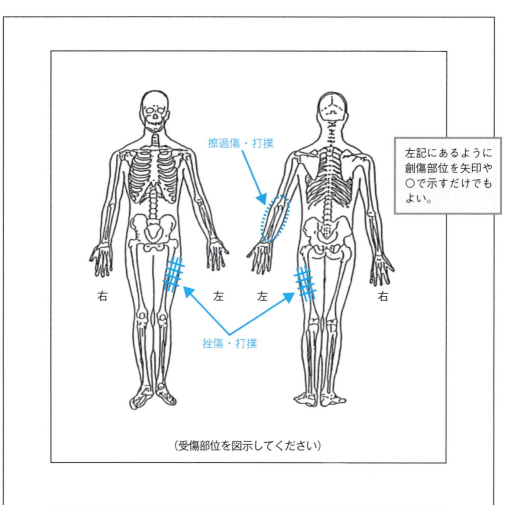

（図6のつづき）

今後の見通し」などを記載し，裏面には受傷部位を図示するような書面様式になっている（**図6**）。なお，一般の診断書であれば「受傷日・診察日＝診断日」となることが多いが，受傷日当日は受傷場所（事故現場）近くの急患センター等で応急処置のみを行ってもらい，翌日以降，患者として普段通っている医療機関に受診することなども多く，受傷日と受診日（治療開始日），診断日，作成日などが異なることもある。また，

自院での受傷当日の診察医（救急外来担当医）と外来通院時の担当医が異なることもよくあり，ときとして複数の診断書発行が必要となるが，同じ施設内であれば，最終的に診察対応した医師が自院の分をまとめて記載するのが現実的であろう。

表7a　JCS: Japan Coma Scale

I. 覚醒している（1桁の点数）	0	意識清明である
	1	見当識は保たれているが意識清明ではない
	2	見当識障害がある
	3	自分の名前・生年月日が言えない
II. 刺激に応じて一時的に覚醒する（2桁の点数）	10	普通の呼びかけで開眼する
	20	大声で呼びかけたり、強くゆすったりするなどで開眼する
	30	痛み刺激を加えつつ、呼びかけを続けるとかろうじて開眼する
III. 刺激しても覚醒しない（3桁の点数）	100	痛みに対して払いのけるなどの動作をする
	200	痛み刺激で手足を動かしたり、顔をしかめたりする
	300	痛み刺激に対しまったく反応しない

ちなみに，初診時に意識障害等があれば，「初診時の意識障害」欄に**表7a・表7b**にあるJCSまたはGCSを用いた意識レベル表記をしておくとよい。「既往症および既存障害」については，当該交通事故による傷害の治療上考慮しなければならない既往症があれば（　）内に記載する（既存障害がある場合も同様である）。「後遺障害の有無について」は通常「未定」としておくのが無難である。

表7b　GCS: Glasgow Coma Scale

E : eye opening（開眼）	4	自発的に開眼
	3	呼びかけで開眼
	2	痛み刺激で開眼
	1	開眼なし
V : verbal response（言語反応）	5	見当識性状の会話
	4	会話に混乱がある
	3	単語のみ
	2	意味不明の音声のみ
	1	発語なし
M : best motor response（運動反応）	6	命令に従う
	5	疼痛部を認識する
	4	逃避反応
	3	四肢の異常屈曲反応
	2	四肢の異常進展反応
	1	動きなし

＊GCSの表記は以下のようにする
（記載例）E3　V3　M5　＝11点
15点が満点（正常）で，最低点は3点（深昏睡）
一般に8点以下を重症として取り扱う

■3　自動車損害賠償責任保険診断書

> **Memo**

　自動車損害賠償責任保険においては，保険金の支払いに関して，傷害・後遺障害・死亡に至るまでの障害対応に一定の限度額が定められている。傷害に対しては，治療費・看護料・諸雑費・通院交通費・義肢等の費用・診断書等の費用・文書料・休業損害・慰謝料として，（被害者1名につき）120万円が限度額として定められている。また，後遺障害については障害の程度に応じて逸失利益および慰謝料等が払われるが，**表8**に示す後遺障害の等級によって限度額が定められており，神経系統の機能や精神・胸腹部臓器への著しい障害で介護を要する障害には（被害者1名につき）4,000万円または3,000万円，その他の後遺障害には等級に応じて（被害者1名につき）3,000万円から75万円までが限度額となっている。なお，ここでいう後遺障害とは，自動車事故により受傷した傷害が治ったときに，身体に残された精神的または肉体的な毀損状態のことであり，傷害と後遺障害との間に相当因果関係が認められ，かつ，その存在が医学的に認められる症状を指す。具体的には，「自動車損害賠償保障法施行令別表第一又は第二」に該当するものが対象となる（別表第一は介護を要する後遺障害，別表第二はその他の後遺障害）。そのほか，死亡による損害では，葬儀費，逸失利益，被害者および遺族の慰謝料として（被害者1名につき）3,000万円が限度額として定められている。

　ちなみに，自動車損害賠償責任保険後遺障害診断書の記載例を**図7**に示すが，症状固定日を明確に記載するとともに，その妥当性を客観的事実のもと記述すべきである。実際，上肢・下肢等の欠損障害であれば症状固定日もわかりやすいが，感覚器を含む神経障害などでは（症状固定日の根拠ともなりうる）検査結果等の明示が必要であり，関節機能障害では関節可動域などの客観的記述が重要となる。

　一般に，障害関連の診断書記載では，障害の原因や病態の違いなどで保険給付等の種別が大きく異なってくるほか，補償期間が長期にわたることや保険給付金が概して高額となることなどから，文書内容の正確性と客観性が強く求められることに留意すべきである。そのことは，後述する傷病手当金支給申請書や労働者災害補償保険意見書，国民年金・厚生年金診断書における障害関連文書（診断書・意見書）でも同様である。

表8 「自動車損害賠償保障法施行令別表第一又は第二」で定める後遺障害等級

別表第一

等級	介護を要する後遺障害	
第1級	1	神経系統の機能又は精神に著しい障害を残し、常に介護を要するもの
	2	胸腹部臓器の機能に著しい障害を残し、常に介護を要するもの
第2級	1	神経系統の機能又は精神に著しい障害を残し、随時介護を要するもの
	2	胸腹部臓器の機能に著しい障害を残し、随時介護を要するもの

別表第二

等級	後遺障害	
第1級	1	両眼が失明したもの
	2	咀嚼及び言語の機能を廃したもの
	3	両上肢をひじ関節以上で失ったもの
	4	両上肢の用を全廃したもの
	5	両下肢をひざ関節以上で失ったもの
	6	両下肢の用を全廃したもの
第2級	1	一眼が失明し、他眼の視力が0.02以下になったもの
	2	両眼の視力が0.02以下になったもの
	3	両上肢を手関節以上で失ったもの
	4	両下肢を足関節以上で失ったもの
第3級	1	一眼が失明し、他眼の視力が0.06以下になったもの
	2	咀嚼又は言語の機能を廃したもの
	3	神経系統の機能又は精神に著しい障害を残し、終身労務に服することができないもの
	4	胸腹部臓器の機能に著しい障害を残し、終身労務に服することができないもの
	5	両手の手指の全部を失ったもの
第4級	1	両眼の視力が0.06以下になったもの
	2	咀嚼及び言語の機能に著しい障害を残すもの
	3	両耳の聴力を全く失ったもの
	4	一上肢をひじ関節以上で失ったもの
	5	一下肢をひざ関節以上で失ったもの
	6	両手の手指の全部の用を廃したもの
	7	両足をリスフラン関節以上で失ったもの

第5級	1	一眼が失明し、他眼の視力が0.1以下になったもの
	2	神経系統の機能又は精神に著しい障害を残し、特に軽易な労務以外の労務に服することができないもの
	3	胸腹部臓器の機能に著しい障害を残し、特に軽易な労務以外の労務に服することができないもの
	4	一上肢を手関節以上で失ったもの
	5	一下肢を足関節以上で失ったもの
	6	一上肢の用を全廃したもの
	7	一下肢の用を全廃したもの
	8	両足の足指の全部を失ったもの
第6級	1	両眼の視力が0.1以下になったもの
	2	咀嚼又は言語の機能に著しい障害を残すもの
	3	両耳の聴力が耳に接しなければ大声を解することができない程度になったもの
	4	一耳の聴力を全く失い、他耳の聴力が四十センチメートル以上の距離では普通の話声を解することができない程度になったもの
	5	脊柱に著しい変形又は運動障害を残すもの
	6	一上肢の三大関節中の二関節の用を廃したもの
	7	一下肢の三大関節中の二関節の用を廃したもの
	8	一手の五の手指又はおや指を含み四の手指を失ったもの
第7級	1	一眼が失明し、他眼の視力が0.6以下になったもの
	2	両耳の聴力が40センチメートル以上の距離では普通の話声を解することができない程度になったもの
	3	一耳の聴力を全く失い、他耳の聴力が1メートル以上の距離では普通の話声を解することができない程度になったもの
	4	神経系統の機能又は精神に障害を残し、軽易な労務以外の労務に服することができないもの
	5	胸腹部臓器の機能に障害を残し、軽易な労務以外の労務に服することができないもの
	6	一手のおや指を含み3の手指を失ったもの又はおや指以外の4の手指を失ったもの
	7	一手の5の手指又はおや指を含み4の手指の用を廃したもの
	8	一足をリスフラン関節以上で失ったもの
	9	一上肢に偽関節を残し、著しい運動障害を残すもの
	10	一下肢に偽関節を残し、著しい運動障害を残すもの
	11	両足の足指の全部の用を廃したもの
	12	外貌に著しい醜状を残すもの
	13	両側の睾丸を失ったもの

(表8のつづき)

第8級	1	一眼が失明し、又は一眼の視力が0.02以下になったもの
	2	脊柱に運動障害を残すもの
	3	一手のおや指を含み2の手指を失ったもの又はおや指以外の3の手指を失ったもの
	4	一手のおや指を含み3の手指の用を廃したもの又はおや指以外の4の手指の用を廃したもの
	5	一下肢を5センチメートル以上短縮したもの
	6	一上肢の三大関節中の一関節の用を廃したもの
	7	一下肢の三大関節中の一関節の用を廃したもの
	8	一上肢に偽関節を残すもの
	9	一下肢に偽関節を残すもの
	10	一足の足指の全部を失ったもの
第9級	1	両眼の視力が0.6以下になったもの
	2	一眼の視力が0.06以下になったもの
	3	両眼に半盲症、視野狭窄又は視野変状を残すもの
	4	両眼のまぶたに著しい欠損を残すもの
	5	鼻を欠損し、その機能に著しい障害を残すもの
	6	咀嚼及び言語の機能に障害を残すもの
	7	両耳の聴力が1メートル以上の距離では普通の話声を解することができない程度になったもの
	8	一耳の聴力が耳に接しなければ大声を解することができない程度になり、他耳の聴力が1メートル以上の距離では普通の話声を解することが困難である程度になったもの
	9	一耳の聴力を全く失ったもの
	10	神経系統の機能又は精神に障害を残し、服することができる労務が相当な程度に制限されるもの
	11	胸腹部臓器の機能に障害を残し、服することができる労務が相当程度に制限されるもの
	12	一手のおや指又はおや指以外の2の手指を失ったもの
	13	一手のおや指を含み2の手指の用を廃したもの又はおや指以外の3の手指の用を廃したもの
	14	一足の第一の足指を含み2以上の足指を失ったもの
	15	一足の足指の全部の用を廃したもの
	16	外貌に相当程度の醜状を残すもの
	17	生殖器に著しい障害を残すもの
	1	一眼の視力が0.1以下になったもの
	2	正面を見た場合に複視の症状を残すもの

（表8のつづき）

■3　自動車損害賠償責任保険診断書

第10級	3	咀嚼又は言語の機能に障害を残すもの
	4	十四歯以上に対し歯科補綴を加えたもの
	5	両耳の聴力が1メートル以上の距離では普通の話声を解することが困難である程度になったもの
	6	一耳の聴力が耳に接しなければ大声を解することができない程度になったもの
	7	一手のおや指又はおや指以外の2の手指の用を廃したもの
	8	一下肢を3センチメートル以上短縮したもの
	9	一足の第一の足指又は他の4の足指を失ったもの
	10	一上肢の三大関節中の一関節の機能に著しい障害を残すもの
	11	一下肢の三大関節中の一関節の機能に著しい障害を残すもの
第11級	1	両眼の眼球に著しい調節機能障害又は運動障害を残すもの
	2	両眼のまぶたに著しい運動障害を残すもの
	3	一眼のまぶたに著しい欠損を残すもの
	4	十歯以上に対し歯科補綴を加えたもの
	5	両耳の聴力が1メートル以上の距離では小声を解することができない程度になったもの
	6	一耳の聴力が40センチメートル以上の距離では普通の話声を解することができない程度になったもの
	7	脊柱に変形を残すもの
	8	一手のひとさし指、なか指又はくすり指を失ったもの
	9	一足の第一の足指を含み2以上の足指の用を廃したもの
	10	胸腹部臓器の機能に障害を残し、労務の遂行に相当な程度の支障があるもの
第12級	1	一眼の眼球に著しい調節機能障害又は運動障害を残すもの
	2	一眼のまぶたに著しい運動障害を残すもの
	3	七歯以上に対し歯科補綴を加えたもの
	4	一耳の耳殻の大部分を欠損したもの
	5	鎖骨、胸骨、ろく骨、けんこう骨又は骨盤骨に著しい変形を残すもの
	6	一上肢の三大関節中の一関節の機能に障害を残すもの
	7	一下肢の三大関節中の一関節の機能に障害を残すもの
	8	長管骨に変形を残すもの
	9	一手のこ指を失ったもの
	10	一手のひとさし指、なか指又はくすり指の用を廃したもの
	11	一足の第二の足指を失ったもの、第二の足指を含み2の足指を失ったもの又は第三の足指以下の3の足指を失ったもの
	12	一足の第一の足指又は他の4の足指の用を廃したもの

（表8のつづき）

	13　局部に頑固な神経症状を残すもの
	14　外貌に醜状を残すもの
第13級	1　一眼の視力が0.6以下になったもの
	2　正面以外を見た場合に複視の症状を残すもの
	3　一眼に半盲症、視野狭窄又は視野変状を残すもの
	4　両眼のまぶたの一部に欠損を残し又はまつげはげを残すもの
	5　五歯以上に対し歯科補綴を加えたもの
	6　一手のこ指の用を廃したもの
	7　一手のおや指の指骨の一部を失ったもの
	8　一下肢を1センチメートル以上短縮したもの
	9　一足の第三の足指以下の1又は2の足指を失ったもの
	10　一足の第二の足指の用を廃したもの、第二の足指を含み2の足指の用を廃したもの又は第三の足指以下の3の足指の用を廃したもの
	11　胸腹部臓器の機能に障害を残すもの
第14級	1　一眼のまぶたの一部に欠損を残し又はまつげはげを残すもの
	2　三歯以上に対し歯科補綴を加えたもの
	3　一耳の聴力が1メートル以上の距離では小声を解することができない程度になったもの
	4　上肢の露出面にてのひらの大きさの醜いあとを残すもの
	5　下肢の露出面にてのひらの大きさの醜いあとを残すもの
	6　一手のおや指以外の手指の指骨の一部を失ったもの
	7　一手のおや指以外の手指の遠位指節間関節を屈伸することができなくなったもの
	8　一足の第三の足指以下の1又は2の足指の用を廃したもの
	9　局部に神経症状を残すもの

（表8のつづき）

自動車損害賠償責任保険後遺障害診断書

氏　　名	鈴木○○	男・㊛	■記入にあたってのお願い
生年月日	（昭和）42 年 1 月 1 日（55 歳）		1．この用紙は、自動車損害賠償責任保険における後遺障害認定のためのものです。交通事故に起因した精神・身体障害とその程度について、できるだけ詳しく記入してください。 2．歯牙障害については、歯科後遺障害診断書を使用して下さい。 3．後遺障害の等級は記入しないで下さい。
住　　所	○○県○○市○○区○○町1－1	職業	公務員

症状固定日＝手術日

受傷日時	令和3年 9月 1日	症状固定日 ①	令和4年 2月 10日
当院入院期間	自 令和4年 2月 10日（3日間） 至 令和4年 2月 12日	当院通院期間	自 令和4年 2月 3日　実治療日数 至 令和4年 3月 27日　（ 9 ）日
傷病名	右第5指挫傷（中節骨骨折）後の廃用萎縮	既存障害	今回事故以前の精神・身体障害：有・㊇ （部位・症状・程度）
自覚症状	右第5指の慢性疼痛と機能障害		

各部位の後遺障害の内容

[各部位の障害について、該当項目や有・無に○印をつけ①の欄を用いて検査値等を記入してください]

① 精神・神経の障害 他覚症状および検査結果

知覚・反射・筋力・筋委縮など神経学的所見や知能テスト・心理テストなど精神機能検査の結果も記入してください。
X-P・CT・EEGなどについても具体的に記入してください。
眼・耳・四肢に機能障害がある場合もこの欄を利用して、原因となる他覚的所見を記入してください。

X-P上、右第5指中節骨の骨折部はきれいに癒合しているが、同部位より末梢の皮膚・筋・腱は廃用萎縮が著しく機能していない。

② 胸腹部臓器・泌尿器・生殖器の障害

各臓器の機能低下の程度と具体的症状を記入して下さい。
生化学検査・血液学検査などの成績はこの欄に簡記するか検査表を添付してください。

③ 眼球・眼瞼の障害

	視　力		調節機能		視野	眼瞼の障害
	裸眼	矯正	近点距離・遠点距離	調節力	イ．半盲（1/4半盲を含む）	イ．まぶたの欠損
右			cm　　cm	（ 　）D	ロ．視野狭窄	ロ．まつげはげ
左			cm　　cm	（ 　）D	ハ．暗点	ハ．開瞼・閉瞼障害
眼球運動	注視野障害（全方向1/2以上の障害）	右 左	複視	イ．正面視 ロ．左右上下視	ニ．視野欠損 ［視野表を添付してください］	（図示してください）

眼症状の原因となる前眼部・中間透光体・眼底などの他覚的所見を①の欄に記入してください。

図7　自動車損害賠償責任保険後遺障害診断書

④聴力と耳介の障害	オージオグラムを添付してください				耳介の欠損	⑤鼻の障害	⑦醜状障害（採皮痕を含む）
	イ．感音性難聴（右・左） ロ．伝音性難聴（右・左） ハ．混合性難聴（右・左）		聴力表示 イ．聴力レベル ロ．聴力損失		イ．耳介の1/2以上 ロ．耳介の1/2未満 右⑦欄に図示してください	イ．鼻軟骨部の欠損 （右⑦欄に図示してください） ロ．鼻呼吸困難 ハ．嗅覚脱失 ニ．嗅覚減退	1．外ぼう　イ．頭部　2．上　肢 　　　　　ロ．顔面部　3．下　肢 　　　　　ハ．頚部　4．その他
	検査日		6分平均	最高明瞭度	耳　鳴	⑥そしゃく・言語の障害	
	第1回	年月日	右　　　dB 左　　　dB	dB　　　% dB　　　%	聴力レベル30dB以上の難聴を伴う耳鳴を対象とします 右・左	原因と程度（摂食可能な食物、発音不能な語音など）を左面①欄に記入してください	
	第2回	年月日	右　　　dB 左　　　dB	dB　　　% dB　　　%			
	第3回	年月日	右　　　dB 左　　　dB	dB　　　% dB　　　%			（図示してください）

⑧脊柱の障害	圧迫骨折・脱臼（椎弓切除・固定術を含む）の部位 X-Pを添付してください	運動障害	イ．頚椎部		ロ．胸腰椎部		荷重機能障害	常時コルセット装用の必要性 有・無	⑨体幹骨の変形	イ．鎖骨　ニ．肩甲骨 ロ．胸骨　ホ．骨盤骨 ハ．肋骨 （裸体になってわかる程度） X-Pを添付してください
			前屈	度	後屈	度				
			右屈	度	左屈	度				
			右回旋	度	左回旋	度				

⑩上肢・下肢および手指・足指の障害	短縮	右下肢長　　cm 左下肢長　　cm	（部位と原因）	長管骨の変形	イ．仮関節　ロ．変形癒合 （部位） X-Pを添付してください

	欠損障害［離断部位を図示してください］	上　肢		下　肢		手　指		足　指	
		（右）	（左）	（右）	（左）	（右）①	（左）	（右）	（左）

	関節機能障害［健側患側とも日整会方式により自動他動および記入してください］	関節名	運動の種類	他動		自動		関節名	運動の種類	他動		自動	
				右	左	右	左			右	左	右	左
				度	度	度	度			度	度	度	度

障害内容の増悪・緩解の見通しなどについて記入してください
令和3年9月1日に交通事故で受傷した右第5指中節骨骨折・挫傷部位が保存的加療ののちに廃用萎縮が著しく進み、令和4年2月10日、基節骨での骨切断を伴う断端形成術が当院にて行われた。この手術により、欠損障害としての症状は固定され寛解することは今後ない。　①

上記のとおり診断いたします。

診　断　日　令和4年 3月 27日
診断書発行日　令和4年 4月 3日

所　在　地　〇〇〇〇〇
名　　称　〇〇病院
診療科　整形外科
医師氏名　〇〇〇〇　㊞

（図7のつづき）

■3　自動車損害賠償責任保険診断書

①病歴が以下のような状況だとして…

> 令和3年9月1日、バイク乗車時に自動車と接触して受傷した。
> ○○医院にて、全身と四肢の打撲、右第5指の中節骨骨折を伴う挫傷と診断された。その後、通院加療のもと打撲は軽快し、右第5指中節骨もシーネ固定で骨癒合したが、組織挫滅による虚血・廃用萎縮が著しく、慢性疼痛が続くことから令和4年2月3日に当院へ紹介受診となった。2月10日に手術目的のため入院となり、同日、基節骨での骨切断を伴う断端形成術が行われた。退院後も外来通院での処置を一定期間必要としたが、3月27日に一連の通院対応は終了した。

この状態が自動車損害賠償保障法施行令別表二の第12等級に記載のある「一手のこ指を失ったもの」に相当する欠損障害だと考え診断書を作成するにしても、（あらゆる後遺障害の所見内容を1枚の診断書に記載する書式であることから）個々の傷病説明（症状経過）を詳細に記述するスペースはほとんどない。

大事なことは、症状の固定が決定的であることと、今後軽快する可能性がないことを客観的に記載することである。

4 傷病手当金支給申請書

概要説明

　傷病手当金支給申請書は，健康保険や各種共済保険などの加入者（被保険者）が病気等での休業中に，被保険者とその家族の生活を保障するための傷病手当金の支給・受給に必要な書類である。傷病手当金の支給を受けるためには，①業務外の事由による病気やケガのため療養中であること，②仕事につけないこと（労務不能），③3日間連続して仕事を休み（待期完了後），4日目以降にも休んだ日があること。④給与（報酬）の支払いがないことが条件となる。

* 　③の連続する3日間には，有休休暇や土日祝日などの公休日も含まれる。
　④の給与支払いに関して，その給与が傷病手当金より低額の場合には差額が支給される。

　健康保険傷病手当金支給にかかわる申請書類は被保険者が加入する健康保険（保険者）によって若干書式が異なるが，基本的には「被保険者（申請者）情報［振込先指定口座を含む］」「申請内容［確認事項を含む］」「事業主の証明」「療養担当者の意見書（図8）」からなっており，医療機関では4番目（療養担当者記入用）の書類記載が求められる。
　なお，傷病手当金は支給開始日（3日間の待期完了後の4日目）から通算して1年6カ月の期間を限度に支給されるもので，通常は給与の締め日に合わせ1カ月ごとにその申請がなされるが，被保険者だけでなくその家族にとって生活費にもなりうるものであることから，同申請書のすみやかな作成と提供対応が医療機関には望まれる。ちなみに，実際の支給額は，1日につき標準報酬日額の2/3に相当する額となる。そのほか，傷病手当金支給申請書の交付において，医師の意見書を提供する際には「傷病手当金意見書交付料（B012：100点）」が診療報酬上算定できることも知っておくとよい。

医療文書記載時のコツとポイント

　「労務不能と認めた期間」には，いわゆる「治療期間」ではなく，療養のために就労できなかったと考える期間の始期と終期を記入する（他院へ受診していた期間は記入

■4　傷病手当金支給申請書

健康保険 傷病手当金 支給申請書

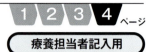
療養担当者記入用

患者氏名（カタカナ）		
	姓と名の間は1マス空けてご記入ください。濁点（ﾞ）、半濁点（ﾟ）は1字としてご記入ください。	
労務不能と認めた期間（勤務先での従前の労務に服することができない期間をいいます。）	令和 4 年 10 月 16 日 から 令和 4 年 11 月 15 日 まで	
傷病名（労務不能と認めた傷病をご記入ください）	僧帽弁狭窄症	初診日（療養の給付の開始年月日） 2 1.平成 2.令和 4 年 9 月 13 日
発病または負傷の原因	不詳	
発病または負傷の年月日	2 1.平成 2.令和 4 年 5 月 日	
労務不能と認めた期間に診療した日がありましたか。	1 1.はい 2.いいえ	
上記期間中における「主たる症状及び経過」「治療内容、検査結果、療養指導」等	令和4年5月頃から呼吸苦が著しくなり、近医を受診し僧帽弁狭窄症の診断を受けた。当院には同年9月13日に紹介受診となった。 当初、内服薬で経過を見ていたが軽快せず、10月18日に入院、10月20日に手術（僧帽弁置換術）を施行した。術後経過は比較的良好であり、11月13日退院、現在自宅にて療養中である。在宅での療養期間は2週間ほどの見込みである。	

療養担当者が意見を記入するところ

上記のとおり相違ないことを証明します。

医療機関の所在地　〇〇県〇〇市〇〇町1-1
医療機関の名称　〇〇病院　心臓外科
医師の氏名　〇〇 〇〇
電話番号

令和 4 年 11 月 20 日

医師による「証明日」は、労務不能と認めた終期よりあとになる。

しない)。同期間(労務不能と認めた期間)のうち,労務不能と(実際に)思われる期間が一部の場合には,余白等にその旨を追記しておけばよい。また,「傷病名」には,労務不能と認められる傷病名を記載することが大切である。なお,傷病手当金申請書の証明日は労務不能期間を過ぎた日付とする(見込みでの証明は行えない)。「発病または負傷の原因」および「発病または負傷の年月日」に関して,わからない場合には「不詳」または「不明」と記載すればよい。「主たる症状及び経過」「治療内容,検査結果,療養指導」等については,診療に至った経緯のほか,診断にかかわる検査結果や最終確定診断名,治療方針などを記載する。

Memo

前述したように,傷病手当金の支給期間は通算して1年6カ月であることから,それ以降も療養が必要となる傷病(疾患)や後遺症等への補償はなされないのが原則である。したがって,療養期間が長くなる可能性がある場合には,後述する障害年金等への移行を早めに検討することが必要となる。実際,障害関連の補償にかかわる申請手続きと承認には3~4カ月ほどかかるので,(傷病手当金の受給中に)早めに準備を進めることが大切である。そのほか,傷病手当金と出産手当金の両方が受給できる場合には出産手当金が優先される(出産手当金が傷病手当金より少ない際には,傷病手当金を請求すれば差額が支給される)ことや,傷病手当金を受けている途中で退職となった際にも一定の要件を満たせば傷病手当金が受け取れることなどを知っておくとよい。なお,傷病手当金の継続給付を受けている者が老齢厚生年金等の老齢退職年金受給者となった際には,傷病手当金は支給されない(ただし,年金額の360分の1が傷病手当金の日額より低いときには差額が支給される)。

ちなみに,本書(図8)には全国健康保険協会(協会けんぽ)の傷病手当金支給申請書(書式)を掲載してあるが,令和5年1月に同書式は変更された。従前のもの(令和4年12月までの書式)では「診療実日数」に〇をつけるほか,「人工透析を実施または人工臓器を装着したとき」といった記載欄が設けられていたが,新しい書式では全体的に記載項目等が簡略化されている。

左図:図8　傷病手当金支給申請書(療養担当者記入用)
(全国健康保険協会:健康保険 傷病手当金支給申請書. https://www.kyoukaikenpo.or.jp/~/media/Files/honbu/g2/cat230/kenkouhokenkyuufu/k_shoute2304.pdf より:2023年8月閲覧)

5 労働者災害補償保険意見書

概要説明

　労働者災害補償保険（労災保険）は雇用保険とともに労働保険の構成要素の一つであり，労働者（パートタイマー，アルバイトを含む）を1人でも雇用している事業者であれば，業種・規模を問わず事業主の責任のもと運用すべき保険制度である。労災保険給付の概要は**図9**に示すが，傷病の原因または事由には「仕事によるもの」と「通勤によるもの」があり，災害分類では「業務災害」と「複数業務要因災害」，「通勤災害」に分けられる。

　業務災害とは，労働者が業務を原因として被った負傷，疾病，障害または死亡（以下，傷病等）をいい，業務と傷病等の間に一定の因果関係があることを「業務上」と定義する。複数業務要因災害とは，複数事業労働者の2以上の事業の業務を要因とする傷病等を指し，脳・心臓疾患や精神障害などが主な対象となる。通勤災害は，その名のとおり，通勤によって労働者が被った傷病等をいう。

　労災保険給付における休業補償給付では，休業1日につき，給付基礎日額の80％（休業〈補償〉給付［60％］＋休業特別支給金［20％］）が支給される。なお，所定労働時間の一部において労働した場合には，その日の給付基礎日額から実働に対して支払われる賃金の額を控除した額の80％（60％＋20％）が支給される。実際には，ケガや病気などで労働ができず無給となってから4日目が支給開始日になるが，業務災害の場合には待機期間中の3日間も（事業主から）60％の休業補償を受けられる（通勤災害の場合には待機期間中の支給はない）。また，休業補償に関しては，健康保険等の傷病手当金とは異なり，「仕事中・通勤中のケガや病気が原因」「労働ができず休業している（賃金を受けていない）」「医療によって治療効果が期待できる」のであれば，一定期間で同補償が打ち切られることはない。ただし，後述するように，療養開始後1年6カ月経っても傷病が治らないで障害の程度が**表9**に示す障害等級（第1～3級）に該当する際には，休業補償給付が打ち切られ，傷病補償年金へ移行されることがある。

* 「傷病補償年金」は治療中に支払われるものであり，治療終了後（一定の障害等級が残存した場合）に支払われる「障害補償年金」とは別物である。

* 労働保険（労災保険と雇用保険）における保険料負担は，労使が折半する医療保険とは異なり，労災保険では全額を事業者負担としているほか，雇用保険におい

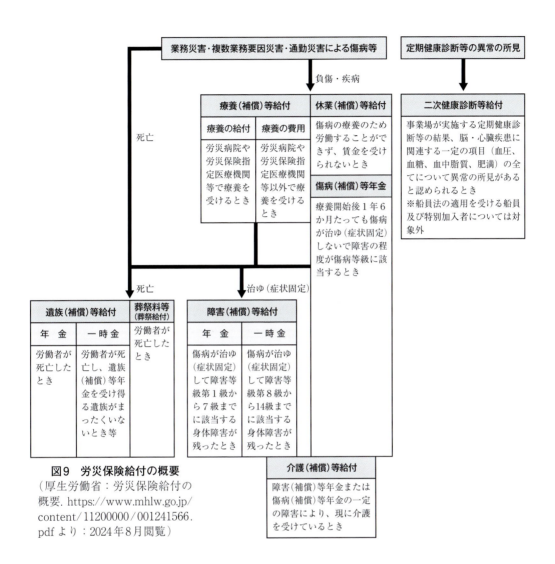

図9 労災保険給付の概要
(厚生労働省：労災保険給付の概要. https://www.mhlw.go.jp/content/11200000/001241566.pdf より：2024年8月閲覧)

てもその負担割合を労働者と事業主とで1対1.5～1.6に設定している。

* 労災保険料は「賃金総額×労災保険率［(2.5～88)/1,000］」で計算されるが，その保険率は業種によって大きく異なっている。一方，雇用保険料は「従業員に支払う賃金×雇用保険料率」で算出され，その保険料率は一般の事業で労働者が6/1,000，事業主が9.5/1,000，農林水産・清酒製造の事業で労働者が7/1,000，事業主が10.5/1,000，建設事業で労働者が7/1,000，事業主が11.5/1,000という設定になっている（令和5年度）。

表9 労働者災害補償保険における障害等級表（第1～3級のみ抜粋）

障害等級	身体障害	
第1級	一	両眼が失明したもの
	二	そしゃく及び言語の機能を廃したもの
	三	神経系統の機能又は精神に著しい障害を残し，常に介護を要するもの
	四	胸腹部臓器の機能に著しい障害を残し，常に介護を要するもの
	五	削除
	六	両上肢をひじ関節以上で失つたもの
	七	両上肢の用を全廃したもの
	八	両下肢をひざ関節以上で失つたもの
	九	両下肢の用を全廃したもの
第2級	一	一眼が失明し，他眼の視力が〇・〇二以下になつたもの
	二	両眼の視力が〇・〇二以下になつたもの
	二の二	神経系統の機能又は精神に著しい障害を残し，随時介護を要するもの
	二の三	胸腹部臓器の機能に著しい障害を残し，随時介護を要するもの
	三	両上肢を手関節以上で失つたもの
	四	両下肢を足関節以上で失つたもの
第3級	一	一眼が失明し，他眼の視力が〇・〇六以下になつたもの
	二	そしゃく又は言語の機能を廃したもの
	三	神経系統の機能又は精神に著しい障害を残し，終身労務に服することができないもの
	四	胸腹部臓器の機能に著しい障害を残し，終身労務に服することができないもの
	五	両手の手指の全部を失つたもの

　労災保険給付の申請に必要な書類（請求書等）は**表10**に示す区分（項目）ごとに定められ，療養補償給付については傷病の原因・事由が仕事による「業務災害」と通勤中のケガである「通勤災害」とに分けられるほか，受診先の医療機関が「労災指定病院・薬局」であるか「労災非指定病院・薬局（柔道整復師，はり・きゅう・あんま・指圧師を含む）」であるかによって書式（様式）が異なっている。さらに，休業補償給付や傷病補償年金，障害補償給付，遺族補償給付，葬祭給付，介護補償給付，二次健康診断等給付などの種類によって個別の書類が用意されている。

　前述したように労災保険給付の請求に必要な書式（様式）は数多くあるが，そのほとんどは被災労働者と事業主が記載して労働基準監督署（厚生労働省）に申請する形での運用になっており，医療機関での（医師等による）証明や診断書記載が求められる文書は比較的限られている。具体的には，被災労働者が労災非指定病院・薬局（柔道整復師，はり・きゅう・あんま・指圧師を含む）で医療費をいったん全額支払った後に費用請求を行うための申請文書（様式第7号（1～4）［業務災害］・第16号の5（1

表10 労災保険給付一覧

保険給付の種類		支給の事由	必要な請求様式
療養補償給付（療養給付）	療養の給付	業務上の事由又は通勤による傷病により、労災病院や労災保険指定医療機関で療養をしたとき、労災保険指定薬局で投薬を受けたとき、又は労災保険指定訪問看護事業所から訪問看護を受けたとき	療養（補償）給付たる療養の給付請求書（様式第5号又は第16号の3）
	療養の費用の支給	労災病院や労災保険指定医療機関以外の医療機関等で療養をしたとき及び看護、移送等を行ったとき	療養（補償）給付たる療養の費用請求書（様式第7号又は第16号の5）
休業（補償）給付		業務上の事由又は通勤による傷病により、療養のため労働することが出来ないために賃金を受けない日が4日以上に及ぶとき	休業（補償）給付支給請求書（様式8号又は第16号の6）
障害補償給付（障害給付）	障害（補償）年金	業務上の事由又は通勤による傷病が治ゆ（症状固定）したとき身体に障害等級第1級から第7級までのいずれかに該当する障害が残ったとき	障害（補償）給付請求書（様式第10号又は第16号の7）
	障害（補償）一時金	傷病が治ゆ（症状固定）したとき身体に障害等級第8級から第14級までのいずれかに該当する障害が残ったとき	障害（補償）給付請求書（様式第10号又は第16号の7）
遺族補償給付（遺族給付）	遺族（補償）年金	業務上の事由又は通勤により死亡したとき（法律上死亡とみなされるとき及び死亡と推定されるときを含む）	遺族（補償）年金支給請求書（様式第12号又は第16号の8）
	遺族（補償）一時金	（1）遺族（補償）年金を受け得る遺族がいないとき（2）遺族（補償）年金を受けている資格者が失職したとき、他に遺族（補償）年金を受け得るものがなく、かつ、すでに支給された年金の合計額が給付基礎日額の1,000日分に満たないとき	遺族（補償）一時金支給請求書（様式第15号又は第16号の9）
葬祭料（葬祭給付）		業務上の事由又は通勤により死亡した方の葬祭を行ったとき	葬祭料請求書（様式第16号）葬祭給付請求書（様式第16号の10）
傷病（補償）年金		業務上の事由又は通勤により傷病が療養開始後1年6か月を経過した日又は同日後において次の各号のいずれにも該当するとき（1）傷病が治ゆ（症状固定）していないこと（2）傷病による障害の程度が傷病等級に該当すること	傷病の状態等に関する届（様式第16号の2）
介護（補償）給付		障害又は傷病（補償）年金を受給している方で常時又は随時介護を要するとき	介護（補償）給付支給請求書（様式第16号の2の2）
二次健康診断等給付		原則、一次健康診断において、血圧検査・血中脂質検査・血糖検査・腹囲又はBMI（肥満度）の測定のすべてに異常上の所見があると診断されたとき	二次健康診断等給付請求書（様式第16号の10の2）

（公益財団法人労災保険情報センター：新訂版 労災保険 後遺障害診断書作成手引．公益財団法人労災保険情報センター，pp8-9，東京，2016より一部抜粋）

〜4)［通勤災害］）に受診証明が必要となるほか，休業補償給付の請求に必要な文書（様式第8号・様式第16号の6）等に担当医による証明記載が必要となる．また，療養開始後1年6カ月以降に傷病が治癒（症状固定）せず一定の障害等級に相当する場合，あるいは傷病が治癒（症状固定）したときに一定の障害等級に該当する際には傷病補償年金や障害補償給付（年金または一時金）へと移行することになるが，傷病補償年

金の請求には様式第16号の2による申請が，障害補償給付の請求には様式第10号または様式第16号の7による申請が必要であり，それぞれに担当医の診断書を添付する運用となっている。

ここでは，業務災害時に労災非指定病院へ受診した際，自費支払いの後に費用請求を行うための様式第7号(1)(図10)と休業（補償）給付請求を行うための様式第8号（図11），そして障害補償等給付の請求に必要な様式第10号・第16号の7に添付が求められる診断書（図12）を提示する。

* 労働者災害補償保険における障害等級は障害の程度によって第1級〜第14級まであるが，その内容は自動車損害賠償責任保険の障害等級（表8）とは若干異なっている。詳細については原文を参照されたい（https://www.mhlw.go.jp/bunya/roudoukijun/rousaihoken03/index.html）。

医療文書記載時のコツとポイント

療養補償給付（療養の費用の支給）および休業補償給付に必要な文書（図10・図11）の中で担当医が記載する部分は比較的限られており，外来通院等での経過観察にて被災労働者の療養期間と労働できなかった期間とに大きな矛盾がなく，転帰等の判断を誤らなければ大きな問題となることは通常ない。実際，被災労働者の傷病が労災にあたるか否かは，請求書を受け付けた管轄の労働基準監督署長が（所定の調査を行い）判断することであり，病院で診察を行った担当医等の役割ではないとも言える。一方，図12で示すような障害補償給付や年金等にかかわる申請書（請求書）では，医師が記載する診断書が大きな判断根拠となることから，より客観的かつ説明責任が果たせる文書記載が求められる。

ちなみに，療養補償給付および休業補償給付には（図9・表10で示すように）後遺症等（障害）の程度に応じた年金や一時金が支払われる仕組みがある。具体的には，療養中に傷病が治癒（症状固定）した際に障害等級第1級から第7級までのいずれかに該当する場合には障害補償年金が，障害等級第8級から第14級までのいずれかに該当する場合には障害補償一時金が支払われることになる（第1級〜第3級については表9を参照）。

右図：図10　業務災害での労災非指定病院受診時の費用請求にかかわる指定書式（様式第7号〈1〉の表面）

労働者災害補償保険 療養補償給付及び複数事業労働者療養給付たる療養の費用請求書（同一傷病分）

様式第7号(1)（表面）
業務災害用／複数業務要因災害用
第　回

帳票種別：34260

①管轄局署　②業種別（1業/3通）→ 1
⑧受付年月日（元号・年・月・日）
⑩三者コード　⑪委任未支給　⑫特別加入者　⑬審査コード

③労働保険番号（府県・所掌・管轄・基幹番号・枝番号）
④年金証書の番号（管轄局・種別・西暦年・番号）

⑤労働者の性別：1男／3女　　⑥労働者の生年月日（元号／1明治 3大正 5昭和 7平成 9令和）
⑦負傷又は発病年月日
⑭金融機関コード（金融機関・店舗）

⑨労働者の氏名（シメイ カタカナ）　（　歳）　職種
住所　㉖郵便番号
⑮郵便局コード

新規・変更　振込を希望する金融機関の名称（銀行・金庫・農協・漁協・信組／本店・本所・出張所・支店・支所）
⑯預金の種類：1普通／3当座
⑰口座番号（左詰め。ゆうちょ銀行の場合は、記号（5桁）は左詰め、番号は右詰めで記入し、空欄には「0」を記入。）
⑱メイギニン（カタカナ）
⑲（つづき）メイギニン（カタカナ）

⑨の者については、⑦並びに裏面の（ヌ）及び（ヲ）に記載したとおりであることを証明します。
年　月　日
事業の名称　　　電話
事業場の所在地　〒
事業主の氏名
（法人その他の団体であるときはその名称及び代表者の氏名）
（注意）派遣労働者について、療養補償給付又は複数事業労働者療養給付のみの請求がなされる場合にあっては、派遣先事業主は、派遣元事業主が証明する事項の記載内容が事実と相違ない旨裏面に記載してください。

医師又は歯科医師等の証明

療養の内容	（イ）期間 2022年 4月15日 から 2022年 4月30日 まで 16日間　診療実日数 5日
（ロ）傷病の部位及び傷病名	右膝靱帯損傷
（ハ）傷病の経過の概要	右膝内側部痛に消炎鎮痛剤と湿布処置で対応。次第に軽快している。
	2022年 4月30日　治癒（症状固定）・**継続中**・転医・中止・死亡

⑨の者については、（イ）から（ニ）までに記載したとおりであることを証明します。
2022年 5月1日　〒
病院又は診療所の　所在地：○○○○　名称：○○病院　電話（　）－
診療担当者氏名：○○ ○○

（ニ）療養の内訳及び金額（内訳裏面のとおり。）　　金額：22500円

（ホ）看護料　年月日から年月日まで　日間（看護師の資格の有・無）
（ヘ）移送費　から　まで　片道・往復　キロメートル　回
（ト）上記以外の療養費（内訳別紙請求書又は領収書　枚のとおり。）
（チ）療養の給付を受けなかった理由
⑳療養に要した費用の額（合計）　千万・百万・十万・万・千・百・十・円

㉑費用の種別：1診療 2看護 3移送 4装具 5診断書
㉒療養期間の初日（元号・年・月・日）
㉓療養期間の末日（元号・年・月・日）
㉔診療実日数
㉕転帰事由：1治癒（症状固定）3継続 5転医 7中止 9死亡

上記により療養補償給付又は複数事業労働者療養給付たる療養の費用の支給を請求します。
年　月　日
〒　　電話（　）
請求人の　住所（　方）　氏名
労働基準監督署長　殿

様式第8号（表面）

業務災害用
複数業務要因災害用

労働者災害補償保険
休業補償給付支給請求書
複数事業労働者休業給付支給請求書
休業特別支給金支給申請書
（同一傷病分）第　回

※帳票種別 **34360**

①管轄局署　③新継再別（1新／5継／7再）　④受付年月日（元号 年 月 日）　⑧業通別（1業／通）　⑨三者コード（1自／3労／5他）　⑩日雇コード（1日）　⑪特別加入者

⑰平均賃金（十万 万 千 百 十 円 十 銭）　⑱特別給与の額（千万 百万 十万 万 千 百 十 円）　⑬日数査定（1療／2賃待／3却／4重／5他）　⑭特支コード（1特）　⑮委任未支給（1委／3未）　⑯特別コード（1特）

② 労働保険番号（府県 所掌 管轄 基幹番号 枝番号）
⑤ 労働者の性別（1男／3女）
⑥ 労働者の生年月日（元号：1明治／3大正／5昭和／7平成／9令和 年 月 日）

⑫ 労働者の 氏名（シメイ（カタカナ）：姓と名の間は1文字あけて記入してください。濁点・半濁点は1文字として記入してください。）（　歳）
⑦ 負傷又は発病年月日

の 住所　㉗郵便番号 □□□-□□□□

⑲ 療養のため労働できなかった期間（元号 年 月 日 から 元号 年 月 日 まで）
⑳ 賃金を受けなかった日の日数（内訳別紙2のとおり。）　日間のうち　日

下の欄及び㉓、㉔、㉕、㉖欄は、口座を新規に届け出る場合又は届け出た口座を変更する場合のみ記入してください。
新規・変更

㉓ 預金の種類（1普通／3当座）　㉔ 口座番号（左詰め。ゆうちょ銀行の場合は、記号（5桁）は左詰め、番号は右詰めで記入し、空欄には「0」を記入。）

振込みを希望する金融機関の名称（銀行・金庫／農協・漁協／信組）
㉕ メイギニン（カタカナ）：姓と名の間は1文字あけて記入してください。濁点・半濁点は1文字として記入してください。

本店・本所／出張所／支店・支所
㉖ （つづき）メイギニン（カタカナ）

口座名義人

㉑ ※金融機関コード　金融機関　店舗
㉒ ※郵便局コード

⑫の者については、⑦、⑲、⑳、㉜から㊳まで（㊳の（ハ）を除く。）及び別紙2に記載したとおりであることを証明します。

　　　年　月　日

事業の名称　　　　　　　　　　　　　　　　電話（　　）　－
事業場の所在地　　　　　　　　　　　　〒　－
事業主の氏名
（法人その他の団体であるときはその名称及び代表者の氏名）

労働者の直接所属
事業場名称所在地　　　　　　　　　　　　電話（　　）　－

（注意）
1. ㊳の（イ）及び（ロ）については、⑫の者が厚生年金保険の被保険者である場合に限り証明してください。
2. 労働者の直接所属事業場名称所在地については、労働者が直接所属する事業場が一括適用の取扱いを受けている場合に、労働者が直接所属する支店、工事現場等を記載してください。

1回目の請求書には、必ず記入してください。
（死傷病報告提出年月日　　年　月　日）

診療担当者の証明		
㉘傷病の部位及び傷病名	左腓骨下端部骨折	
㉙療養の期間	2022年5月15日から　2022年5月31日まで　17日間　診療実日数　10日	⑥
傷病の経過	㉚療養の現況　2022年5月31日　治癒（症状固定）・死亡・転医・中止　**継続中** ⑤	
	㉛療養のため労働することができなかったと認められる期間	
	2022年5月15日から　2022年5月31日まで　17日間のうち　17日	⑥
⑫の者については、㉘から㉛までに記載したとおりであることを証明します。	〒　－　　電話（　　）－	
2022年6月1日 ⑥	病院又は診療所の　所在地　○○○○ 名称　○○病院 診療担当者氏名　○○ ○○	

上記により　休業補償給付又は複数事業労働者休業給付の支給を請求
休業特別支給金の支給を申請　します。

　　　年　月　日

〒　－　　電話（　　）－
請求人
申請人の　住所　　　　　　　　　　　　　（　　方）
　　　　氏名

労働基準監督署長　殿

①通勤災害であれば、様式第16号の5(1)を使用する。

②医師または歯科医師による証明記載が求められるのはこの部分であり、レセプト内容が裏面に記されていれば問題はない。

③療養期間中の経過を簡単に記載すればよい。

④通勤災害であれば、様式第16号の6を使用する。

⑤転帰の記載はきわめて重要である。

⑥「療養の期間」と「労働することができなかった期間」の記述に矛盾がないことと、証明日がそれらの終期よりあとになることが大切である。

左図：図11　業務災害での休業（補償）給付請求にかかわる指定書式（様式第8号の表面）

労働者災害補償保険
診 断 書

障害（補償）等給付請求用

氏　　　名	○○　○○	生　年　月　日	平成2年10月9日
傷　病　名	脊椎（頸椎）損傷	負傷又は発病年月日	令和2年4月4日
		初診年月日	令和2年4月4日
障害の部位	下位頸髄（C4/5）	治ゆ（症状固定）年　月　日	令和3年3月13日
既　往　症	なし	既　存　障　害	なし

※「治ゆ（症状固定）」とは、療養効果が期待し得ない状態となり症状が固定したときをいう。療養効果が期待し得ない状態とは、医学上一般に承認された治療方法をもってしても、その効果が期待し得ない状態をいう。

主な療養内容及び経過

令和2年4月4日、建築現場から転落し全身打撲および脊椎損傷の疑いで当院へ救急搬送された。CT検査・MRI検査等により上記診断となった。
初診時には両上下肢の完全麻痺と感覚障害、呼吸機能障害を認め、一時期呼吸管理が必要であったが、その後、人工呼吸器からは完全離脱できた。
また、受傷直後からリハビリテーション治療を継続して行ってきたが、完全四肢麻痺に目立った改善徴候はなく、現在は自宅にて経過観察中である。

障害の状態及びXP等の所見

（図で示すことができるものは図解して下さい。）

現在も両側の上下肢に完全麻痺と感覚障害が残存している（斜線部分：Frankel分類A）。そのため、日常生活での各種動作に介護（介助）が必要な状態である。

疼痛等の神経症状を残す場合には、その程度を記載する。

アフターケア制度は後述する。

労災保険制度のアフターケアの必要性	有	（有無いずれかに○をしてください。なお、アフターケアの対象となるケガや病気は定められており、一定の障害等級などを対象者の要件としています。）
	無	
関節の機能障害の有無	有	（有無いずれかに○をしてください。なお、有の場合は裏面の「上下肢等関節角度測定表」に測定結果を記載して下さい。）
	無	

治ゆ（症状固定）をもって診断すること。

上記のとおり診断します。

令和3年　3月　18日

〒　　－　　　　電話（　）　－

所　在　地　　○○○○

名　　称　　○○病院

診断担当者
氏　　名　　○○　○○

図12　障害補償等給付の請求に必要な診断書

上 下 肢 等 関 節 角 度 測 定 表

部位 \ 関節名	中手(足)指節関節		指節間関節		部位		左	右
	左	右	左	右				
母指[第1足指] 屈曲					母指	橈側外転		
伸展						掌側外転		

部位 \ 関節名	中手(足)指節関節		近位指節間関節		遠位指節間関節	
	左	右	左	右	左	右
示指[第2足指] 屈曲						
伸展						
中指[第3足指] 屈曲						
伸展						
環指[第4足指] 屈曲						
伸展						
小指[第5足指] 屈曲						
伸展						

> 障害に関係する診断書では関節の可動域表示がよく求められるので、関節部位の名称と各関節の運動方向（屈曲・伸展・回旋・側屈・外転・内転・外旋・内旋・回内・回外など）の定義を理解する（図14・表12を参照）。

部位 \ 運動方向	屈曲(前屈)	伸展(後屈)	回旋		側屈	
			左	右	左	右
頸部						
胸腰部						

運動方向 \ 部位	手関節		足関節		ひじ関節		ひざ関節	
	左	右	左	右	左	右	左	右
屈曲(掌屈・底屈)								
伸展(背屈)								
橈屈								
尺屈								

運動方向 \ 部位	前腕		運動方向 \ 部位	肩関節		股関節	
	左	右		左	右	左	右
回内			屈曲(前方挙上)				
回外			伸展(後方挙上)				
			外転(側方挙上)				
			内転				
			外旋				
			内旋				

【注意】
1　本測定表のうち、必要部分のみ記載して下さい。
2　患側のみならず健側も測定して下さい。
3　原則、他動運動により測定して下さい。自動運動で測定した場合には、その理由を記載して下さい。

　　自動運動で測定した理由　[　　　　　　　　　　　　　　　　　　]

（図12のつづき）

5　労働者災害補償保険意見書

> **Memo**

　全国に労災病院は32施設あり，労災保険指定医療機関は診療所などを含め3,000近くあるとされることから，被災労働者が療養補償給付や休業補償給付を求めるのであれば，労災非指定病院を受診して全額自費支払いの後に費用請求することは効率的とは思えない。実際，労災保険給付では医療保険が利用できないことから，当日の支払いでは医療費として10割負担する必要がある。そのため，高額な医療費請求が予想される場合には，受診の前に（支払いの前に）労災保険を使用するか否かの判断と確認が必要となる。とはいえ，自宅あるいは職場の近隣に労災保険指定医療機関が存在しない場合には，一時的に労災非指定医療機関での受診対応が必要になることもあるので，医療機関で働く事務職員として労災保険給付に関する最低限の知識は必要である。

＊　労災保険指定医療機関における労災診療費は健康保険の診療点数表を基本に算定（計算）されるが，初診料や再診料などを含む特定項目には労災保険独自の算定基準が存在する。一例をあげれば，労災保険では診療費の算定を1点10円ではなく12円（非課税医療機関は11.5円）で請求できるほか，（2023年度時点で）初診料・再診料が健康保険では288点（2,880円）・73点（730円）であるところ，労災保険では3,820円・1,400円となっている。総じて，健康保険より高い点数設定がなされている。

＊　アフターケア制度：
　仕事または通勤で傷病を患った労働者に対して，（症状固定を含む）治癒後も再発や後遺障害に伴う新たな病気の発症を防ぐために，必要に応じて，診察や保健指導，検査等を行い，円滑な社会生活を営んでもらうことを目的とした制度である。図12の障害補償等給付の請求に必要な診断書にも記載があるように，（症状固定を含む）治癒後にも利用できる制度ではあるが，対象となるケガや病気は20種類に限定されており，治癒後に申請できる期間も傷病ごとに異なっている。

6　医療要否意見書

概要説明

　医療要否意見書は，生活保護受給中の患者が指定医療機関で医療を受けるにあたり，福祉事務所の生活保護担当者が患者の病状把握を目的に，担当医（主治医）へ医療要否の意見を求めるための文書である。同文書は担当医による記載の後に医療機関から福祉事務所へ送付され，そこの嘱託医の承認を経て医療券・調剤券が発行され医療費請求ができるという仕組みになっている。なお，医療要否意見書の記載が不十分であると，福祉事務所の嘱託医が医療の必要性を判断することができず，担当医への照会や同文書の再提出が求められることにもなるので適切な記載が望まれる。

　なお，会計窓口における実際の運用面では，医療要否意見書が「新規」の場合，（その時点では生活保護の適用が決定していないことから）診察料などを患者から直接徴収することになるが，「継続」の際には患者から診察料等を徴収せず後日交付された医療券で請求対応することになる（生活保護受給者は国民健康保険の被保険者から除外されており，ほとんどの生活保護受給者の医療費はその全額を医療扶助で負担している）。

医療文書記載時のコツとポイント

　医療要否意見書の「傷病名又は部位」欄には，基本的に現在療養中の傷病名等をすべて記載する。とくに，慢性疾患は指導料や管理料の請求対象ともなるので，「初診年月日」欄に正確な期日を記載する。また，「転帰」において転医の場合には「中止」として取り扱い，「福祉事務所への連絡事項」などにその状況を記載しておくとよい。「主要症状及び今後の診療見込」は，福祉事務所の嘱託医が医療の要否を判断するうえで最も重視する記載欄となる。同記載欄に書き込める文章（文量）は比較的限られているが，各傷病の直近の検査データや機能評価，受診状況，診療経過，処方内容，今後の治療計画などをコンパクトに記載する。具体的には，「患者は○○という傷病名で，治療をするのにこれくらいの期間，外来通院もしくは入院をすることになる」といった記述が望ましい。なお，医療要否意見書の新規・継続にかかわる記載欄に「単」「併」という表記があるが，単（単給）は医療扶助のみを受給している被保護者であり，併（併給）は医療扶助とその他の扶助を受給している被保護者を表している。

　「診療見込期間」は入院外と入院に分けて記載する必要があり，1カ月未満の場合に

は見込日数を，1カ月以上の場合で期間の見込みが立てられない際には6カ月を最長として記載する。「概算医療費」は実際に要した医療費ではなく，あくまで概算の医療費でよい。なお，同記載欄は新規および継続（単）の際に記載し，継続（併）の場合には記載する必要がない。

そのほか，稼働年齢層（15～64歳）の入院外患者については，「稼働可能」「稼働不能」「現時点では不明」などの稼働能力所見とともに，稼働可能な場合にはその勤務形態（軽労働・中労働・重労働）についても記載しておくべきである（自治体によっては，医療要否意見書に同記載欄が用意されていないこともある）。さらに，入院患者については，栄養補給を必要とする情報などに関しても記述があるとよい。

ちなみに，図13には浜松市の医療要否意見書を提示しているが，前述した項目のうち記載（掲載）されていない事項もある（多くの医療要否意見書には，「1.新規，2.継続［単・併］」というチェック欄がある）。

Memo

生活保護者の医療扶助を運用（担当）できる施設は指定医療機関に限られているので，そこで勤務する医師が医療要否意見書の記載を求められた際には，無償で同文書を交付しなければならない（生活保護法）。また，医療要否意見書は市町によって書式（様式）が若干異なっているほか，別紙の添付文書等を求める自治体もあるので注意が必要である。

＊ 厚生労働省からの事務連絡文書「医療要否意見書の記載における留意事項（2020年3月30日）」には，「初診年月日」と「概算医療費」は原則記載不要とする（福祉事務所から特段の求めがあった場合に限って記載する）との記述があるが，全国の自治体でその運用方法はいまだ徹底されていない。

第10号様式（第2条関係）

医療要否意見書

(2022 年 10 月 1 日から 2023 年 3 月 31 日まで)

ケース番号	個番	診療別	単 併 ①

(患者氏名) 住所 ○○○
氏名 ○○ ○○ （ 歳）に係る医療の要否について意見を求めます。
(1965 年 1 月 1 日生) 　　　　　　　　　　　　　2022 年 9 月 10 日
　　　　○○病院　院長　様
　　　　　　　　　　　　　　　　　　　　　　　浜松市長　　　　　　印

傷病名又は部位	(1) 高血圧症 (2) 右膝関節炎 (3) (4) (5)	初診年月日	(1) 2018 年 9 月 12 日 (2) 2021 年 5 月 24 日 (3) 年 月 日 (4) 年 月 日 (5) 年 月 日	転帰 (継続のとき記入) ②	年　月　日 治ゆ／死亡／中止

③ 主要症状及び今後の診療見込

(年 月 日入院)(今後の診療見込に関連する臨床諸検査結果等を記入してください)
高血圧症に関してはアムロジピンの服用で140〜130/80〜90mmHgと安定している。血液検査では中性脂肪155mg/dL、LDLコレステロール130mg/dLとやや高値であるが、食事指導を行い経過観察中である。右膝関節炎に伴う痛みには湿布の投与で様子をみている。今後も通院加療が必要な見込みである。
(福祉事務所への連絡事項)

診療見込期間

入院外　　6 か月 ④ 　日間

	期間	か月　日間	概算医療費	(1) 今回診療日以降1か月間	(2) 第2か月目以降6か月目まで	⑤ 就労の可否について
入院	(予定)年月日	年　月　日		10000 円 (入院料　円)	円 (入院料　円)	(該当数字に○印を付けてください) ① 現在受診しつつ可能である 　① 軽作業 　(2) 普通作業 2 あと　か月で稼働見込みあり 3 稼働能力なし

上記のとおり ① 入院外　2 入院)医療を ① 要する　2 要しない)と認めます。
(あて先) 浜松市長　　　　　　　　　　　　　　　　　　　2022 年 9 月 15 日
　　　　　　　　　指定医療機関の所在地及び名称
　　　　　　　　　院(所)長　　○○○○
　　　　　　　　　担当医師(診療科名) ○○病院　循環器内科　○○ ○○
　　　　　　　　　(署名又は記名押印をしてください。)

図13　医療要否意見書（浜松市）

---

①医療扶助以外の扶助があれば「併」となる。
②継続ではあるが、今後医療の必要性がなくなる場合に記載する。
③検査データや機能評価、投薬内容などを客観的かつ具体的に記載する。あわせて、今後の治療方針も記載する。
④長期にわたる負傷（傷病）で診療期間の見込みが立てられない場合には，6カ月を限度に記載する。
⑤稼働年齢層（15〜64歳）の入院外患者においては記載が求められる。

7 身体障害者診断書・意見書

概要説明

　身体障害者診断書・意見書は,「視覚障害」,「聴覚又は平衡機能の障害」,「音声機能,言語機能又はそしゃく機能の障害」,「肢体不自由」,「心臓,じん臓若しくは呼吸器又はぼうこう若しくは直腸,小腸,ヒト免疫不全ウイルスによる免疫若しくは肝臓の機能の障害」からなる身体障害者の障害程度等級（**表11**）を定めるために必要な文書であり,都道府県または政令指定都市で指定された医師（指定医）のみが記載できることになっている。また,同診断書・意見書の申請により障害程度等級が付与された者には「身体障害者手帳」が交付されるが,そこに記された等級の違いにより受けられる行政・福祉サービスも変わってくるため,指定医が記載する診断書はとても重要なものとなる。

　身体障害者診断書・意見書の作成にあたり,身体障害に至った経緯等の記載は当然必要であるが,何よりも,現在の病状および病態からみた客観的な評価所見と第三者（行政担当者）を納得させる担当医の意見記載が重要になる。実際の書式は「総括表」と個別の「診断書」記載欄からなり,総括表については障害臓器に関係なくおおむね定型的な書式となっている。また,総括表には,一般的な患者基本情報のほか,指定医が該当すると考える障害程度等級の記載が求められるが,その判断対応は「身体障害者障害程度等級表」（表11）に示された判定基準が原則となる。一方,診断書記載欄は身体障害の部位により様式（書式）が大きく異なっており,その記載にあたっては当該領域の医学知識が一定程度必要になる。

　ここでは,「肢体不自由」（**図14**）と「ぼうこう又は直腸の機能障害」（**図15**）の身体障害者診断書・意見書を提示する。

医療文書記載時のコツとポイント

　身体障害のうち「肢体不自由」は,外傷を含む整形外科疾患や脳血管障害,神経難病など多岐にわたる傷病によって生じうる障害領域であり,「上肢」「下肢」「体幹」「乳幼児期以前の非進行性の脳病変による運動機能障害」に分けられる。そのなかで,上肢,下肢,体幹の身体障害は,身体障害者診断書・意見書だけでなく,自動車損害賠償責任保険後遺障害診断書や労働者災害補償保険における傷病補償年金・障害補償給付,そして障害年金にかかわる診断書・証明書などでも同様の所見記載が求められる

ことから，(制度の違いにより障害等級などの判定基準は異なるが)表12に示す関節可動域(ROM)や表13の筋力テスト(MMT)などの知識は押さえておきたい。また，肢体不自由に限らず，傷病の発生から障害の固定までには一定の期間を要することから，障害・傷病回復の可能性が高い段階での認定や申請は避けるべきである。ただし，「身体障害者福祉法及び身体障害者福祉法施行令」などに記述のある「永続する」障害の解釈は，「その障害が将来とも回復する可能性がきわめて少ないものであれば足りる」という趣意であり，将来にわたって障害程度が不変のものに限られているわけではない(必要に応じて，再認定の可能性を言及しておくとよい)。そのほか，身体障害者障害程度等級表(表11)に記述のある「全廃」「著しい障害」「軽度の障害」の判定は，障害の部位により関節可動域(他動的可動域)や筋力(筋力テスト)の状況(程度)などで判断されるため，詳細については厚生労働省が定める「身体障害認定基準等について(https://www.mhlw.go.jp/shingi/2008/10/dl/s1027-11d.pdf)」を参照されたい。なお，図14の身体障害者診断書・意見書(肢体不自由用)の⑤総合所見にあるように，2つ以上の障害が重複する際の障害程度等級は(表14で示すように)障害等級指数を合計した指数(合計指数)で判定される(障害部位や同一の上肢・下肢の障害などで特例があるので，先の「身体障害認定基準等について」を参照されたい)。

「ぼうこう又は直腸の機能障害」のうち，ぼうこう機能障害は①「尿路変向(更)のストマ」を造設しているか，②「ストマにおける排尿処理が著しく困難な状態」があるか，③「高度の排尿機能障害」があるかなどで，そして，直腸機能障害は①「腸管のストマ」を造設しているか，②「ストマにおける排便処理が著しく困難な状態」があるか，③「治癒困難な腸瘻」があるか，④「腸瘻における腸内容の排泄処理が著しく困難な状態」にあるか，⑤「高度の排便機能障害」があるかなどで判定・判断される。したがって，障害名の記載とともに，その原因となった疾患，手術，日常生活における制限の状態，障害の認定に関する意見，具体的な所見等の記載が必要となる。実際，手術等により(半永久的な)腸管のストマや尿路変向(更)のストマが造設されたとき，あるいは治癒困難な腸瘻が存在する際に4級相当で申請するのであれば大きな問題はないが，腸管のストマと尿路変向(更)のストマを併せもたない場合の3級相当認定(申請)では，排便処理が著しく困難な状況であることや高度な排尿機能障害を有することなどを具体的かつ詳細に記載・説明する必要がある。たとえば，ストマの変形等によりパウチ等の装着管理がきわめて困難であることや，周辺皮膚のびらん・潰瘍などで医療的処置が必要であること，神経因性膀胱の合併によって間歇的導尿を行っていることなどの記載が求められる。

■7 身体障害者診断書・意見書

表11 身体障害者障害程度等級表

級別	視覚障害	聴覚又は平衡機能の障害		音声機能、言語機能又はそしゃく機能の障害	肢体不自由		
		聴覚障害	平衡機能障害		上肢	下肢	体幹
1級	視力の良い方の眼の視力（万国式試視力表によって測ったものをいい、屈折異常のある者については、矯正視力について測ったものをいう。以下同じ。）が0.01以下のもの				1 両上肢の機能を全廃したもの 2 両上肢を手関節以上で欠くもの	1 両下肢の機能を全廃したもの 2 両下肢を大腿の2分の1以上で欠くもの	体幹の機能障害により坐っていることができないもの
2級	1 視力の良い方の眼の視力が0.02以上0.03以下のもの 2 視力の良い方の眼の視力が0.04かつ他方の眼の視力が手動弁以下のもの 3 周辺視野角度（Ⅰ／4視標による。以下同じ。）の総和が左右眼それぞれ80度以下かつ両眼中心視野角度（Ⅰ／2視標による。以下同じ。）が28度以下のもの 4 両眼開放視認点数が70点以下かつ両眼中心視野視認点数が20点以下のもの	両耳の聴力レベルがそれぞれ100デシベル以上のもの（両耳全ろう）			1 両上肢の機能の著しい障害 2 両上肢のすべての指を欠くもの 3 一上肢を上腕の2分の1以上で欠くもの 4 一上肢の機能を全廃したもの	1 両下肢の機能の著しい障害 2 両下肢を下腿の2分の1以上で欠くもの	1 体幹の機能障害により坐位又は起立位を保つことが困難なもの 2 体幹の機能障害により立ち上がることが困難なもの
3級	1 視力の良い方の眼の視力が0.04以上0.07以下のもの（2級の2に該当するものを除く。） 2 視力の良い方の眼の視力が0.08かつ他方の眼の視力が手動弁以下のもの 3 周辺視野角度の総和が左右眼それぞれ80度以下かつ両眼中心視野角度が56度以下のもの 4 両眼開放視認点数が70点以下かつ両眼中心視野視認点数が40点以下のもの	両耳の聴力レベルが90デシベル以上のもの（耳介に接しなければ大声語を理解し得ないもの）	平衡機能の極めて著しい障害	音声機能、言語機能又はそしゃく機能の喪失	1 両上肢のおや指及びひとさし指を欠くもの 2 両上肢のおや指及びひとさし指の機能を全廃したもの 3 一上肢の機能の著しい障害 4 一上肢のすべての指を欠くもの 5 一上肢のすべての指の機能を全廃したもの	1 両下肢をシヨパー関節以上で欠くもの 2 一下肢を大腿の2分の1以上で欠くもの 3 一下肢の機能を全廃したもの	体幹の機能障害により歩行が困難なもの

由	乳幼児期以前の非進行性の脳病変による運動機能障害		心臓、じん臓若しくは呼吸器又はぼうこう若しくは直腸、小腸、ヒト免疫不全ウイルスによる免疫若しくは肝臓の機能の障害						
	上肢機能	移動機能	心臓機能障害	じん臓機能障害	呼吸器機能障害	ぼうこう又は直腸の機能障害	小腸機能障害	ヒト免疫不全ウイルスによる免疫機能障害	肝臓機能障害
	不随意運動・失調等により上肢を使用する日常生活動作がほとんど不可能なもの	不随意運動・失調等により歩行が不可能なもの	心臓の機能の障害により自己の身辺の日常生活活動が極度に制限されるもの	じん臓の機能の障害により自己の身辺の日常生活活動が極度に制限されるもの	呼吸器の機能の障害により自己の身辺の日常生活活動が極度に制限されるもの	ぼうこう又は直腸の機能の障害により自己の身辺の日常生活活動が極度に制限されるもの	小腸の機能の障害により自己の身辺の日常生活活動が極度に制限されるもの	ヒト免疫不全ウイルスによる免疫の機能の障害により日常生活がほとんど不可能なもの	肝臓の機能の障害により日常生活活動がほとんど不可能なもの
	不随意運動・失調等により上肢を使用する日常生活動作が極度に制限されるもの	不随意運動・失調等により歩行が極度に制限されるもの						ヒト免疫不全ウイルスによる免疫の機能の障害により日常生活が極度に制限されるもの	肝臓の機能の障害により日常生活が極度に制限されるもの
	不随意運動・失調等により上肢を使用する日常生活動作が著しく制限されるもの	不随意運動・失調等により歩行が家庭内での日常生活活動に制限されるもの	心臓の機能の障害により家庭内での日常生活活動が著しく制限されるもの	じん臓の機能の障害により家庭内での日常生活活動が著しく制限されるもの	呼吸器の機能の障害により家庭内での日常生活活動が著しく制限されるもの	ぼうこう又は直腸の機能の障害により家庭内での日常生活活動が著しく制限されるもの	小腸の機能の障害により家庭内での日常生活活動が著しく制限されるもの	ヒト免疫不全ウイルスによる免疫の機能の障害により日常生活が著しく制限されるもの(社会での日常生活活動が著しく制限されるものを除く。)	肝臓の機能の障害により日常生活が著しく制限されるもの(社会での日常生活活動が著しく制限されるものを除く。)

■7　身体障害者診断書・意見書

級別	視覚障害	聴覚又は平衡機能の障害		音声機能、言語機能又はそしゃく機能の障害	肢体不自由		
		聴覚障害	平衡機能障害		上肢	下肢	体幹
4級	1　視力の良い方の眼の視力が0.08以上0.1以下のもの（3級の2に該当するものを除く。） 2　周辺視野角度の総和が左右眼それぞれ80度以下のもの 3　両眼開放視認点数が70点以下のもの	1　両耳の聴力レベルが80デシベル以上のもの（耳介に接しなければ話声語を理解し得ないもの） 2　両耳による普通話声の最良の語音明瞭度が50パーセント以下のもの		音声機能、言語機能又はそしゃく機能の著しい障害	1　両上肢のおや指を欠くもの 2　両上肢のおや指の機能を全廃したもの 3　一上肢の肩関節、肘関節又は手関節のうち、いずれか一関節の機能を全廃したもの 4　一上肢のおや指及びひとさし指を欠くもの 5　一上肢のおや指及びひとさし指の機能を全廃したもの 6　おや指又はひとさし指を含めて一上肢の三指を欠くもの 7　おや指又はひとさし指を含めて一上肢の三指の機能を全廃したもの 8　おや指又はひとさし指を含めて一上肢の四指の機能の著しい障害	1　両下肢のすべての指を欠くもの 2　両下肢のすべての指の機能を全廃したもの 3　一下肢を下腿の2分の1以上で欠くもの 4　一下肢の機能の著しい障害 5　一下肢の股関節又は膝関節の機能を全廃したもの 6　一下肢が健側に比して10センチメートル以上又は健側の長さの10分の1以上短いもの	
5級	1　視力の良い方の眼の視力が0.2かつ他方の眼の視力が0.02以下のもの 2　両眼による視野の2分の1以上が欠けているもの 3　両眼中心視野角度が56度以下のもの 4　両眼開放視認点数が70点を超えかつ100点以下のもの 5　両眼中心視野視認点数が40点以下のもの		平衡機能の著しい障害		1　両上肢のおや指の機能の著しい障害 2　一上肢の肩関節、肘関節又は手関節のうち、いずれか一関節の機能の著しい障害 3　一上肢のおや指を欠くもの 4　一上肢のおや指の機能を全廃したもの 5　一上肢のおや指及びひとさし指の機能の著しい障害 6　おや指又はひとさし指を含めて一上肢の三指の機能の著しい障害	1　一下肢の股関節又は膝関節の機能の著しい障害 2　一下肢の足関節の機能を全廃したもの 3　一下肢が健側に比して5センチメートル以上又は健側の長さの15分の1以上短いもの	体幹の機能の著しい障害

由		心臓、じん臓若しくは呼吸器又はぼうこう若しくは直腸、小腸、ヒト免疫不全ウイルスによる免疫若しくは肝臓の機能の障害						
乳幼児期以前の非進行性の脳病変による運動機能障害		心臓機能障害	じん臓機能障害	呼吸器機能障害	ぼうこう又は直腸の機能障害	小腸機能障害	ヒト免疫不全ウイルスによる免疫機能障害	肝臓機能障害
上肢機能	移動機能							
不随意運動・失調等による上肢の機能障害により社会での日常生活活動が著しく制限されるもの	不随意運動・失調等により社会での日常生活活動が著しく制限されるもの	心臓の機能の障害により社会での日常生活活動が著しく制限されるもの	じん臓の機能の障害により社会での日常生活活動が著しく制限されるもの	呼吸器の機能の障害により社会での日常生活活動が著しく制限されるもの	ぼうこう又は直腸の機能の障害により社会での日常生活活動が著しく制限されるもの	小腸の機能の障害により社会での日常生活活動が著しく制限されるもの	ヒト免疫不全ウイルスによる免疫の機能の障害により社会での日常生活活動が著しく制限されるもの	肝臓の機能の障害により社会での日常生活活動が著しく制限されるもの
不随意運動・失調等による上肢の機能障害により社会での日常生活活動に支障のあるもの	不随意運動・失調等により社会での日常生活活動に支障のあるもの							

（表11のつづき）

■7 身体障害者診断書・意見書

級別	視覚障害	聴覚又は平衡機能の障害		音声機能、言語機能又はそしゃく機能の障害	肢　体　不　自		
		聴覚障害	平衡機能障害		上　肢	下　肢	体　幹
6級	視力の良い方の眼の視力が0.3以上0.6以下かつ他方の眼の視力が0.02以下のもの	1　両耳の聴力レベルが70デシベル以上のもの(40センチメートル以上の距離で発声された会話語を理解し得ないもの) 2　一側耳の聴力レベルが90デシベル以上、他側耳の聴力レベルが50デシベル以上のもの			1　一上肢のおや指の機能の著しい障害 2　ひとさし指を含めて一上肢の二指を欠くもの 3　ひとさし指を含めて一上肢の二指の機能を全廃したもの	1　一下肢をリスフラン関節以上で欠くもの 2　一下肢の足関節の機能の著しい障害	
7級					1　一上肢の機能の軽度の障害 2　一上肢の肩関節、肘関節又は手関節のうち、いずれか一関節の機能の軽度の障害 3　一上肢の手指の機能の軽度の障害 4　ひとさし指を含めて一上肢の二指の機能の著しい障害 5　一上肢のなか指、くすり指及び小指を欠くもの 6　一上肢のなか指、くすり指及び小指の機能を全廃したもの	1　両下肢のすべての指の機能の著しい障害 2　一下肢の機能の軽度の障害 3　一下肢の股関節、膝関節又は足関節のうち、いずれか一関節の機能の軽度の障害 4　一下肢のすべての指を欠くもの 5　一下肢のすべての指の機能を全廃したもの 6　一下肢が健側に比して3センチメートル以上又は健側の長さの20分の1以上短いもの	
備考	1　同一の等級について二つの重複する障害がある場合は、1級うえの級とする。ただし、二つの重複する障害が特に本表中に指定せられてい 2　肢体不自由においては、7級に該当する障害が2以上重複する場合は、6級とする。 3　異なる等級について2以上の重複する障害がある場合については、障害の程度を勘案して当該等級より上位の等級とすることができる。 4　「指を欠くもの」とは、おや指については指骨間関節、その他の指については第一指骨間関節以上を欠くものをいう。 5　「指の機能障害」とは、中手指節関節以下の障害をいい、おや指については、対抗運動障害をも含むものとする。 6　上肢又は下肢欠損の断端の長さは、実用長(上腕においては腋窩より、大腿においては坐骨結節の高さより計測したもの)をもって計測し 7　下肢の長さは、前腸骨棘より内くるぶし下端までを計測したものをいう。						

由			心臓、じん臓若しくは呼吸器又はぼうこう若しくは直腸、小腸、ヒト免疫不全ウイルスによる免疫若しくは肝臓の機能の障害						
乳幼児期以前の非進行性の脳病変による運動機能障害			心臓機能障害	じん臓機能障害	呼吸器機能障害	ぼうこう又は直腸の機能障害	小腸機能障害	ヒト免疫不全ウイルスによる免疫機能障害	肝臓機能障害
上肢機能	移動機能								
不随意運動・失調等により上肢の機能の劣るもの	不随意運動・失調等により移動機能の劣るもの								
上肢に不随意運動・失調等を有するもの	下肢に不随意運動・失調等を有するもの								

るものは、該当等級とする。

たものをいう。

（厚生労働省：身体障害者障害程度等級表〈身体障害者福祉法施行規則別表第5号〉．https://www.mhlw.go.jp/bunya/shougaihoken/shougaishatechou/dl/toukyu.pdf より：2023年8月閲覧）

第2号様式の3（第3条関係）

身体障害者診断書・意見書（肢体不自由用）

総括表

氏　名	○○ ○○	昭和30 年　6 月　15 日生	㊚ 女

| 住　所 | ○○市○○町1番地 |||

①	障害名（部位を明記）	・右上肢機能障害（片麻痺） ・右下肢機能障害（片麻痺）
②	原因となった疾病・外傷名	クモ膜下出血　　　外傷・自然災害・㊙疾病㊟ 　　　　　　　　　先天性・その他（　　　　）
③	疾病・外傷発生年月日	令和2 年　7 月　1 日

④ 参考となる経過・現症（画像診断及び検査所見を含む。）
令和2年7月1日に発症したクモ膜下出血のもと○○病院に入院。緊急手術が行われたが、脳血管攣縮による遷延性意識障害が続いた。その後、意識は回復したが右上下肢の片麻痺が残り、令和2年10月5日から当院にてリハビリテーション治療のため入院加療している。

　　　　　　　　　　　人工関節又は人工骨頭置換術年月日　　　平成　　年　　月　　日
　　　　　　　　　　　障害固定又は障害確定（推定）　　令和 3 年　5 月　1 日

⑤ 総合所見（再認定の項目も記入）
・右上肢機能の著しい障害（感覚は鈍麻し、筋力も中枢側の一部を除き著減・消失している）にて3級相当
・右下肢機能の著しい障害（感覚は鈍麻し、筋力も中枢側の一部を除き著減・消失している）にて4級相当

2つ以上の障害が重複する場合の障害等級は、重複する障害の合計指数で判断される（後述）。

〔将来再認定　㊙要　軽度化・重度化 ・不要〕
〔再認定の時期　1年後・3年後・5年後〕

⑥ その他参考となる合併症状　　軽度の失語症あり

上記のとおり診断する。併せて以下の意見を付す。
　　令和3 年　5 月　1 日
　　病院又は診療所の名称　　○○病院　　　　電話　　（　　　）
　　所　　在　　地　　○市○町1番地
　　診 療 担 当 科 名　　リハビリテーション 科　　医師氏名　　○○ ○○　　印

（右側縦書き）傷病発生から原則6カ月、再認定を検討のうえでも3～4カ月経過後に認定（申請）する。

身体障害者福祉法第15条第3項の意見

障害の程度は、身体障害者福祉法別表に掲げる障害に
・㊙該当する。
・該当しない。

障害程度等級についての参考意見

2級相当

内訳	等級
上肢	3 級
下肢	4 級
体幹	級

※ 下肢と体幹の障害が重複する場合、その総合等級は、原則として指数合算を行わないこと。

注　障害区分や等級決定のため、東京都心身障害者福祉センターから改めて問い合わせする場合があります。

図14　身体障害者診断書・意見書（肢体不自由用）（東京都）

二 診断書（肢体不自由用）様式
第5号様式（第3条関係）
肢体不自由の状況及び所見

神経学的所見その他の機能障害（形態異常）の所見（該当するものを○で囲み、下記空欄に追加所見記入）

1. 感覚障害（下記図示） ：なし・感覚脱失・**（感覚鈍麻）**・異常感覚
2. 運動障害（下記図示） ：なし・弛緩性麻痺・**（痙性麻痺）**・固縮・不随意運動・しんせん・運動失調・その他
3. 起因部位 ：**（脳）**・脊髄・末梢神経・筋肉・骨関節・その他
4. 排尿・排便機能障害 ：なし・**（あり）**
5. 形態異常 ：**（なし）**・あり

参考図示

麻痺部位と一致して感覚障害（異常感覚）がある。

× 変形　■ 切離断　▨ 感覚障害　▤ 運動障害
（注）関係ない部分は記入不要

	右	左
上肢長 cm		
下肢長 cm		
上腕周径 cm		
前腕周径 cm		
大腿周径 cm		
下腿周径 cm		
握力 kg	0	30

神経学的所見・握力
ADL・歩行能力の記述は重要

動作・活動　・自立＝○　半介助＝△　全介助又は不能＝×　（　）の中のものを使う時はそれに○
　　　　　　・左右の別がないものは、共働での評価とする。

			〔はしで〕食事をする	右 ×
寝返りをする		○		左 ○
座る（背もたれ、支え）	足を投げ出して	△	**（スプーン**　自助具）	
			コップで水を飲む	右 ×
	正座、あぐら、横座り	△		左 ○
			シャツを着て脱ぐ〔かぶりシャツ〕	△
いすに腰掛ける		○	ズボンをはいて脱ぐ（自助具）〔どのような姿勢でもよい〕	△
座位又は臥位より立ち上がる（手すり、壁、**（つえ）**、松葉づえ、義肢、装具）		○	ブラシで歯を磨く（自助具）	右 ×
				左 ○
家の中の移動（壁、**（つえ）**、松葉づえ、義肢、装具、車いす）		△	顔を洗いタオルでふく	△
			タオルを絞る	×
二階まで階段を上って下りる（手すり、つえ、松葉づえ）		×	背中を洗う	×
			排泄の後始末をする	△
屋外を移動する（つえ、松葉づえ、**（車いす）**）		△	公共の乗物を利用する	△

注：身体障害者福祉法の等級は機能障害（impairment）のレベルで認定されますので（　）の中に○がついている場合、原則として自立していないという解釈になります。

歩行能力及び起立性の状況（該当するものを○で囲む。）
(1) 歩行能力（補装具なしで） ：正常に可能
　　　　　　　　　　　　　　（2km・1km・100m・ベッド周辺）以上歩行不能
　　　　　　　　　　　　　　（不能）
(2) 起立位保持（補装具なしで） ：正常に可能
　　　　　　　　　　　　　　（1時間・30分・**（10分）**）以上困難
　　　　　　　　　　　　　　不能

計測法
　上肢長：肩峰→橈骨茎状突起　　　前腕周径：最大周径
　下肢長：上前腸骨棘→（脛骨）内果　大腿周径：膝蓋骨上縁上10cmの周径（小児等の場合は別記）
　上腕周径：最大周径　　　　　　　下腿周径：最大周径

（図14のつづき）

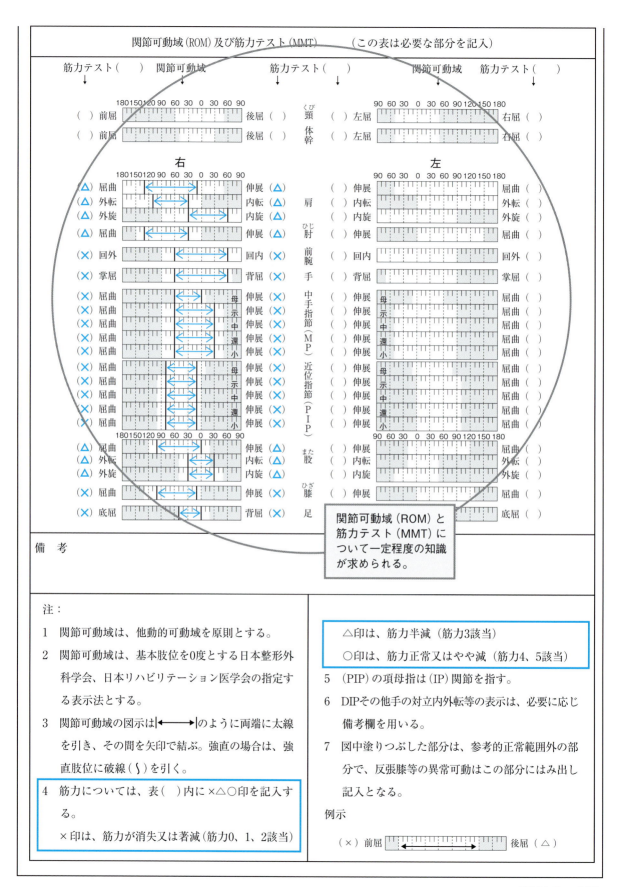

（図14のつづき）

第2号様式（第3条関係）

疾病の場合、初診日でも推定年月日でもよい。

身体障害者診断書・意見書（ぼうこう・直腸機能　障害用）

総括表

氏　名	○○　○○	昭和 30 年 11 月 8 日生　(男)・女

住　所

① 障害名（部位を明記）　直腸機能障害（人工肛門造設）

② 原因となった疾病・外傷名　直腸癌　　外傷・(疾病)・先天性・その他（　　）

③ 疾病・外傷発生年月日　令和 3 年 12 月　日　頃

④ 参考となる経過・現症（画像診断及び検査所見を含む。）
令和3年12月頃から便秘傾向・排便困難があり時に血便もあった。令和4年3月1日受診、直腸癌の診断で3月15日手術（直腸切断術＋人工肛門造設術）施行。現在外来通院中である。

障害固定又は障害確定（推定）　令和 4 年　3 月 15 日

⑤ 総合所見（再認定の項目も記入）
永久的な人工肛門が造設されており、日常生活に不便を感じている。全身的な病態変化の可能性はあるが、直腸機能障害については不変または重度化の可能性が高い。

［将来再認定　要（軽度化）・(不要)(不変又は重度化)］
［再認定の時期　　　1年後・3年後・5年後　　　］

⑥ その他参考となる合併症状

上記のとおり診断する。併せて以下の意見を付す。
　　　令和 4 年　4 月 20 日
　　病院又は診療所の名称　○○病院　　　　電話　（　　）
　　所　　在　　地　○○市○○町1番地
　　診　療　担　当　科　名　　消化器外　科　　医師氏名　○○　○○　　印

身体障害者福祉法第15条第3項の意見

障害の程度は、身体障害者福祉法別表に掲げる障害に	障害程度等級についての参考意見
・(該当する。) ・該当しない。	4級相当

留意事項　　障害区分や等級決定のため、東京都心身障害者福祉センターから改めて
　　　　　　問い合わせする場合があります。

「ぼうこう機能障害」「直腸機能障害」「ぼうこう直腸機能障害」「ぼうこう全摘＋回腸導管造設」「人工肛門造設」と付記すればよいが、付記すればわかりやすい。

尿路変更の種類や腸管のストマの種類、永久なのか後日再手術の可能性があるのか、周辺皮膚のびらんの有無、日常生活の制限の状態などを記載する。

図15　身体障害者診断書・意見書（ぼうこう・直腸機能障害用）（東京都）

■7　身体障害者診断書・意見書

第11号様式（第3条関係）
ぼうこう又は直腸の機能障害の状態及び所見

〔記入上の注意〕
・ ぼうこう機能障害、直腸機能障害については、該当する障害についてのみ記載し、両方の障害を併せもつ場合には、それぞれについて記載すること。
・ 1〜3の各障害及び障害程度の等級の欄においては、該当する項目の□に✓を入れ、必要事項を記述すること。
・ 障害認定の対象となるストマについては、排尿・排便のための機能をもち、永久的に造設されるものに限る。

1　ぼうこう機能障害

□ 尿路変向(更)のストマ

（1）種類・術式等

ア　種類
- □ 腎瘻（じんろう）
- □ 腎盂瘻（じんうろう）
- □ 尿管瘻（ろう）
- □ ぼうこう瘻（ろう）
- □ 回腸(結腸)導管
- □ その他（　　　　）

イ　術式：（　　　　　　　　）
ウ　手術日：（　　　　　　　　）

（ストマ及びびらんの部位等を図示）

（2）ストマにおける排尿処理の状態（長期にわたるストマ用装具の装着が困難な状態の有無について）
□ 有
　（理由）
　□ 軽快の見込みのないストマ周辺の皮膚の著しいびらんがある
　　（部位及び大きさについて図示）
　□ ストマの変形
　□ 不適切な造設箇所

□ 無

重　要

□ 高度の排尿機能障害

（1）原因

□ 神経障害
- □ 先天性：（　　　　　　　　）
  　（例：二分脊椎　等）
- □ 直腸の手術
  ・術式：（　　　　　　）
  ・手術日：（　　年　　月　　日）

□ 自然排尿型代用ぼうこう
　・術式：（　　　　　　　　）
　・手術日：（　　年　　月　　日）

（2）排尿機能障害の状態・対応

□ カテーテルの常時留置

□ 自己導尿の常時施行

□ 完全尿失禁

□ その他

（図15のつづき）

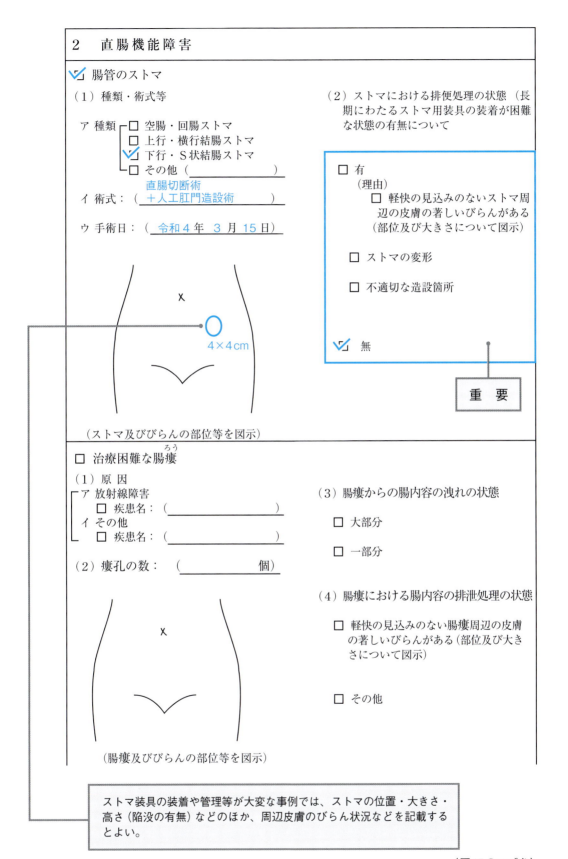

■7 身体障害者診断書・意見書

```
□ 高度の排便機能障害

(1) 原因                          (2) 排便機能障害の状態・対応

  □ 先天性疾患に起因する神経障害        □ 完全便失禁
    (                    )
           (例：二分脊椎 等)           □ 軽快の見込みのない肛門周辺の皮膚
                                        の著しいびらんがある
  □ その他
    ┌ □ 先天性鎖肛に対する肛門形成術    □ 週に２回以上の定期的な用手摘便が
    │     手術日：(    年   月   日)      必要
    │ □ 小腸肛門吻合術
    └     手術日：(    年   月   日)    □ その他
```

3　障害程度の等級

(1)　1級に該当する障害

□　腸管のストマに尿路変向(更)のストマを併せもち、かつ、いずれかのストマにおいて排便・排尿処理が著しく困難な状態があるもの
□　腸管のストマをもち、かつ、ストマにおける排便処理が著しく困難な状態及び高度の排尿機能障害があるもの
□　尿路変向(更)のストマに治癒困難な腸瘻を併せもち、かつ、ストマにおける排尿処理が著しく困難な状態又は腸瘻における腸内容の排泄処理が著しく困難な状態があるもの
□　尿路変向(更)のストマをもち、かつ、ストマにおける排尿処理が著しく困難な状態及び高度の排便機能障害があるもの
□　治癒困難な腸瘻があり、かつ、腸瘻における腸内容の排泄処理が著しく困難な状態及び高度の排尿機能障害があるもの

(2)　3級に該当する障害

□　腸管のストマに尿路変向(更)のストマを併せもつもの
□　腸管のストマをもち、かつ、ストマにおける排便処理が著しく困難な状態又は高度の排尿機能障害があるもの
□　尿路変向(更)のストマに治癒困難な腸瘻を併せもつもの
□　尿路変向(更)のストマをもち、かつ、ストマにおける排尿処理が著しく困難な状態又は高度の排便機能障害があるもの
□　治癒困難な腸瘻があり、かつ、腸瘻における腸内容の排泄処理が著しく困難な状態又は高度の排尿機能障害があるもの
□　高度の排尿機能障害があり、かつ、高度の排便機能障害があるもの

(3)　4級に該当する障害

☑　腸管又は尿路変向(更)のストマをもつもの
□　治癒困難な腸瘻があるもの
□　高度の排尿機能障害又は高度な排便機能障害があるもの

結腸の永久ストマで3級となることは、まれである。神経因性膀胱で間歇的自己導尿を必要とするといった具体的な記述が求められる。

（図15のつづき）

表12 主な関節部位の可動域（Range of motion ［ROM］）

＊ROMは他動的な可動域を原則とし，基本肢位を０度とする。
全身の部位のROMや個々の測定手技等については「日本リハビリテーション医学会」の関連サイトを参照。
https://www.jarm.or.jp/member/kadou03.html

部位	運動方向	可動域角度
肩	屈曲（前方挙上）	0-180度
	伸展（後方挙上）	0-50度
	外転（側方挙上）	0-180度
	内転	0度
	外旋	0-60度
	内旋	0-80度
肘	屈曲	0-145度
	伸展	0-5度
前腕	回内	0-90度
	回外	0-90度
手	屈曲（掌屈）	0-90度
	伸展（背屈）	0-70度
指（第2-5）中手指節関節［MP関節］	屈曲	0-90度
	伸展	0-45度
股	屈曲	0-125度
	伸展	0-15度
	外転	0-45度
	内転	0-20度
	外旋	0-45度
	内旋	0-45度
膝	屈曲	0-130度
	伸展	0度
足	背屈	0-20度
	底屈	0-45度

表13 MMT（筋力テスト）の判定基準

＊筋力テスト（Manual muscle test：MMT）は筋力の低下状態を徒手的に評価する検査法であり，身体障害者診断書・意見書にはその結果を「〇」「△」「×」で表記する。

MMT結果		判定基準	所見への反映記載
5	Normal	強い抵抗を加えても、運動域全体にわたって動かせる	〇：筋力正常又はやや減（筋力4,5該当）
4	Good	抵抗を加えても、運動域全体にわたって動かせる	
3	Fair	抵抗を加えなければ重力に抗して、運動域全体にわたって動かせる	△：筋力半減（筋力3該当）
2	Poor	重力を除去すれば、運動域全体にわたって動かせる	×：筋力が消失又は著減（筋力0,1,2該当）
1	Trace	筋の収縮がわずかに認められるだけで、関節運動は起こらない	
0	Zero	筋の収縮は認められない	

■ 7　身体障害者診断書・意見書

表14　障害等級の認定方法（2つ以上の障害が重複する場合）

障害等級	指　数
1級	18
2級	11
3級	7
4級	4
5級	2
6級	1
7級	0.5

合計指数	認定等級
18以上	1級
11～17	2級
7～10	3級
4～6	4級
2～3	5級
1	6級

Memo

　障害者基本法（第二条）では，「身体障害，知的障害，精神障害（発達障害を含む），その他の心身の機能の障害がある者であって，障害及び社会的障壁により継続的に日常生活又は社会生活に相当な制限を受ける状態にある者」を障害者と定義している。実際，身体障害者手帳等の交付の有無にかかわらず，「障害」に関しては各種法律・制度等の中で幅広い解釈がなされており，障害者の数は近年著しく増加している。厚生労働省等の資料によると，障害者総数は2022年末の報告で1164.6万人（身体障害者［児］423.0万人，知的障害者［児］126.8万人，精神障害者614.8万人）とされ，2016年の936.6万人から228.0万人増え人口の約9.3％に至っている。その背景には，高齢者人口の増加（障害者［児］の寿命延伸を含む）や社会・環境要因の変化だけでなく，障害に対する認識の広がりがあると考える。

　一方，障害者に対するケアや支援を行う部門・部署は障害の種類や原因，制度の違い等で異なっており，その申請に必要な診断書・意見書や申請書類などは多岐にわたっている。本書では2領域の身体障害者診断書・意見書の提示にとどめたが，知的障害者の障害者手帳である「療育手帳」や，精神疾患によって日常生活または社会生活に制約のある方の「精神障害者保健福祉手帳」の交付に必要な診断書・意見書等は別途あり，それぞれの障害区分・障害等級なども異なっている。ちなみに，身体障害者手帳は身体障害者福祉法によって，精神障害者保健福祉手帳は精神保健福祉法に基いて交付されるが，療育手帳は法律ではなく，都道府県および政令指定都市がそれぞれの要綱と判断基準のもと発行しており，その名称も地域によって「愛の手帳」「みどりの手帳」などと異なっている。

　そのほか，心身の障害を除去・軽減するための医療対応（患者対応）として，医療費の自己負担額を軽減させる公費負担医療制度（自立支援医療制度）が存在し，精神

通院医療（精神保健福祉法第5条に規定する統合失調症などの精神疾患を有する者で，通院による精神医療を継続的に要する者）や更生医療（身体障害者福祉法に基づき身体障害者手帳の交付を受けた者で，その障害を除去・軽減する手術等の治療により確実に効果が期待できる者［18歳以上］），育成医療（身体に障害を有する児童で，その障害を除去・軽減する手術等の治療により確実に効果が期待できる者［18歳以上］）を対象にした支援等が行われている。ちなみに，それら自立支援医療制度においても実際の受給（医療保険では3割負担であるものが，自立支援制度では原則1割負担に軽減される）に必要な診断書・意見書などが存在し，医療機関の担当者（担当医）に対して記載依頼がなされることがある。さらに，精神または身体に著しく重度の障害を有し，日常生活において常時特別の介護を必要とする（在宅の20歳以上の）者への精神的・物質的な負担軽減に向けた手当を支給する仕組みが別途あり，その認定申請に必要な「特別障害者手当認定診断書」なども存在する。いずれにせよ，身体障害にかかわる文書類は数多く，そのなかには医療費の負担軽減や行政サービスにかかわるものだけでなく，生涯にわたって支払われる障害年金等の給付に必要な診断書・意見書などもあるので，複雑な各種制度の概要をある程度理解しておくことが大切である。

　なお，介護保険制度については後述するが，医療保険制度と介護保険制度では「常に介護保険制度が優先される」という基本ルールがあり，当初，身体障害者手帳等での医療・行政・福祉サービスを受給していた障害者が40歳以上になり介護保険受給者要件に合致すると，身体障害者施策のほうが有利であっても介護保険施策が通常優先されるという問題が認識されていた。そのあたりは，近年柔軟な対応判断がなされるようになっている。

8 小児慢性特定疾病医療意見書

概要説明

　小児慢性特定疾病医療意見書は，小児慢性特定疾病にかかっている児童ならびに患児家庭の負担軽減を図るために，その医療費の自己負担分の一部を助成する際に必要な文書である．ちなみに，小児慢性特定疾病とは，18歳未満の児童を原則対象として，慢性に経過する疾病であること，生命を長期に脅かす疾病であること，症状や治療が長期にわたって生活の質を低下させる疾病であること，長期にわたり高額な医療費の負担が続く疾病であることなどを要件に厚生労働省が定めるものであり，令和6年4月時点で16疾患群・845疾病が登録されている．小児慢性特定疾病にかかわる各種情報は国立成育医療研究センターが運営する小児慢性特定疾病情報センターのウェブサイト（https://www.shouman.jp/about/principle/）に集約化されており，対象疾病（疾患）ごとに疾患の「概要」と「診断の手引き」，そして給付申請時に必要となる「医療意見書（新規・継続）」がそこに添付されている．
　なお，小児慢性特定疾病の医療費助成制度では，あらかじめ都道府県知事等が指定した「指定小児慢性特定疾病医療機関」での診療対応のみを助成対象にしており，医療費助成申請のための医療意見書についても，あらかじめ都道府県知事等に指定された「指定医」のみが作成できることになっている．
　ここでは，1型糖尿病の小児慢性特定疾病医療意見書を提示する（**図16a・図16b**）．

＊　小児慢性特定疾病医療意見書の書式（様式）は経年的な改訂がときどきなされている．図16a・図16bでは2021年度の書式が使用されている．

医療文書記載時のコツとポイント

　小児慢性特定疾病医療意見書は「新規申請用」と「継続申請用」に大きく分けられる．新規申請用は，当該疾患の初期治療が一段落し，長期の継続治療（継続療養）が必要と判断された段階で記載・提出されることが多い．なお，医療費助成に必要な「医療受給者証」は患児家族からの申請受付日から有効になることから，小児慢性特定疾病医療意見書の作成と発行にはすみやかな応対が望まれる．また，都道府県等により若干対応は異なるが，医療受給者証の助成期間は1年間（12カ月）であり，年度末等

告示番号 **1** 糖尿病 ( ) 年度 小児慢性特定疾病 医療意見書〈新規申請用〉 2021a-001 1/2

病名 **1** 1型糖尿病

| 受給者番号 | | 受診日 | 2022年 7月 15日 | 受付種別 | ✓ 新規 |

ふりがな
氏名 ○○ ○○
（Alphabet）

（変更があった場合）
ふりがな
以前の登録氏名
（Alphabet）

| 生年月日 | 2021年 5月 1日 | 意見書記載時の年齢 | 1歳 4か月 14日 | 性別 | **男**・女・性別未決定 |

| 出生体重 | 2950 g | 出生週数 | 在胎 39週 3日 | 出生時に住民登録をした所 | ( )都道府県 ( )市区町村 |

| 現在の身長・体重 | 身長（測定日） | 76 cm (SD) | 2022年 8月 29日 | 体重（測定日） | 11.0 kg (SD) | 2022年 8月 29日 | BMI | 19.0 | 肥満度 | 15.0 % |

| 発病時期 | 2022年 7月頃 | 初診日 | 2022年 7月 15日 |

就学・就労状況： **就学前**・小中学校（通常学級・通級・特別支援学級）・特別支援学校（小中学部・専攻科を含む高等部）・高等学校（専攻科を含む）・高等専門学校・専門学校／専修学校など・大学(短期大学を含む)・就労(就学中の就労も含む)・未就学かつ未就労・その他（ ）

手帳取得状況：
身体障害者手帳 **なし**・あり（等級 1級・2級・3級・4級・5級・6級） 療育手帳 **なし**・あり
精神障害者保健福祉手帳（障害者手帳） **なし**・あり（等級 1級・2級・3級）

現状評価：治癒・寛解・**改善**・不変・再発・悪化・死亡・判定不能　運動制限の必要性 **なし**・あり
人工呼吸器等装着者認定基準に該当　する・**しない**・不明　小児慢性特定疾病 重症患者認定基準に該当　する・**しない**・不明

臨床所見（診断時） ※診断された当時の所見や診断の根拠となった検査結果を記載

身体所見：腹囲（臍囲）：(47)cm
診断：診断の契機：学校検尿で発見：[**いいえ**・はい]
症状（内分泌・代謝）：糖尿病ケトアシドーシス：[なし・**あり**]

臨床所見（申請時） ※直近の状況を記載

身体所見：腹囲（臍囲）：(46)cm　肥満度：(15.0)%

検査所見（診断時） ※診断された当時の所見や診断の根拠となった検査結果を記載

尿検査：尿中Cペプチド（CPR）：(5.0)μg/day

血液検査：
総コレステロール：(155)mg/dL　トリグリセリド：(120)mg/dL　HDLコレステロール：(37)mg/dL
LDLコレステロール：( )mg/dL
血糖値（空腹時）：(720)mg/dL　血糖値（随時）：( )mg/dL　HbA_{1c}：(5.7)%
グリコアルブミン：(32)%　βヒドロキシ酪酸（3-ヒドロキシ酪酸）：(820)μmol/L
インスリン（IRI）：(2.0)μU/mL　採血タイミング：[**空腹時**・食後]
Cペプチド（CPR）：(0.2)ng/mL　採血タイミング：[**空腹時**・食後]
GAD抗体：(7.0)U/mL・未実施　判定：[陰性・**陽性**]
IA-2抗体：(0.3)U/mL・未実施　判定：[**陰性**・陽性]
膵島関連自己抗体（その他）：( )

負荷試験：経口ブドウ糖負荷試験（OGTT）：[**未実施**・実施]
OGTT未実施の理由：(高血糖であったことから)
血糖値（前値）：( )mg/dL　血糖値（2時間値）：( )mg/dL

検査所見（申請時） ※直近の状況を記載

尿検査：尿蛋白（定性）：[**−**・±・1+・2+・3+・4+]　尿中ケトン体（定性）：[−・**±**・1+・2+・3+・4+]

血液検査：血糖値（空腹時）：(110)mg/dL　血糖値（随時）：( )mg/dL
HbA1c：(6.0)%　グリコアルブミン：(17)%
Cペプチド（CPR）：(0.3)ng/mL　採血タイミング：[**空腹時**・食後]

遺伝学的検査：遺伝子検査：[**未実施**・実施]　実施日：(年 月 日)
所見：( )

検査所見（その他）：検査所見（その他）：( )

その他（申請時） ※直近の状況を記載

合併症（糖尿病）：
網膜症：[**なし**・あり]　病期：[単純性・前増殖性・増殖性]
腎症：[**なし**・あり]　病期：[微量アルブミン尿・持続性蛋白尿・透析治療中]　微量アルブミン尿：( )mg/gCre
神経障害（アキレス腱反射の低下）：[**なし**・あり]
糖尿病ケトアシドーシス：[**なし**・あり]　過去1年間の回数：(1)回／年
重症低血糖：[**なし**・あり]　過去1年間の回数：(0)回／年

受給者番号（　　　　　　　　　　）　　患者氏名（　○○ ○○　　　　　　　）　　　　2021a-001
告示番号　1　　糖尿病　　　（　　　）年度　小児慢性特定疾病 医療意見書〈新規申請用〉　2/2

合併症	合併症（その他）：（　　　　　　　　　　　　　　　　　　　　　　　　　　　　　　　　　）
家族歴	糖尿病の家族歴：[**なし** ・ あり ・ 不明] 詳細：（　　　　　　　　　　　　　　　　　　　　　　　　　　　　　　　　　　　　　　　）

経過（申請時）※直近の状況を記載

⑥ 薬物療法

インスリン療法：[なし ・ **あり**]
注射法：[頻回注射法 ・ CSII（Continuous subcutaneous insulin infusion） ・ SAP（Sensor augmented pump） ・ **従来法（3回／日以下）**]
インスリン総投与量：（ 12 ）単位／日
インスリン製剤名①：（ ヒューマログミックス25注　　　　　　　　　　　　　　　　　　　　）
インスリン製剤名②：（　　　　　　　　　　　　　　　　　　　　　　　　　　　　　　　　　）
インスリン製剤名③：（　　　　　　　　　　　　　　　　　　　　　　　　　　　　　　　　　）
インスリン製剤名④：（　　　　　　　　　　　　　　　　　　　　　　　　　　　　　　　　　）

経口血糖降下薬：SU剤：[**なし** ・ あり]　　メトホルミン：[**なし** ・ あり]　　α-GI：[**なし** ・ あり]
DPP-4阻害薬：[**なし** ・ あり]　　SGLT2阻害薬：[**なし** ・ あり]

経口血糖降下薬（その他）：
使用製剤名①：（　　　　　　　　　　　　　　　　　　　　　　　　　　　　　　　　　　　）
使用製剤名②：（　　　　　　　　　　　　　　　　　　　　　　　　　　　　　　　　　　　）
使用製剤名③：（　　　　　　　　　　　　　　　　　　　　　　　　　　　　　　　　　　　）
使用製剤名④：（　　　　　　　　　　　　　　　　　　　　　　　　　　　　　　　　　　　）
使用製剤名⑤：（　　　　　　　　　　　　　　　　　　　　　　　　　　　　　　　　　　　）

糖尿病治療薬：GLP-1アナログ：[**なし** ・ あり]

糖尿病治療薬（IGF-1、メトレレプチン、GLP-1アナログ、その他の注射薬等）：
使用製剤名①：（　　　　　　　　　　　　　　　　　　　　　　　　　　　　　　　　　　　）
使用製剤名②：（　　　　　　　　　　　　　　　　　　　　　　　　　　　　　　　　　　　）

薬物療法（その他）：
使用製剤名①：（　　　　　　　　　　　　　　　　　　　　　　　　　　　　　　　　　　　）
使用製剤名②：（　　　　　　　　　　　　　　　　　　　　　　　　　　　　　　　　　　　）
使用製剤名③：（　　　　　　　　　　　　　　　　　　　　　　　　　　　　　　　　　　　）

治療	治療（その他）：（　　　　　　　　　　　　　　　　　　　　　　　　　　　　　　　　）

⑦ 今後の治療方針
今後の治療方針：（ 継続的にインシュリン治療を行いながら、外来通院のもと経過観察している。インスリン量と投与法は適時変更する。 ）
治療見込み期間（入院）　開始日：（ 2022 年 7 月 15 日 ）　終了日：（ 2022 年 8 月 15 日 ）
治療見込み期間（外来）　開始日：（ 2022 年 8 月 22 日 ）　終了日：（ 未定 年　　月　　日 ）　通院頻度：（ 1 ）回／月

医療機関・医師署名

上記の通り診断します。

医療機関名　○○病院
医療機関住所　○○県○○市○○町1丁目

記載年月日　2022 年 9 月 15 日

⑧
診療科　小児科
医師名　○○○○
小児慢性特定疾病 指定医番号　（ ○○○○○ ）

図16a　小児慢性特定疾病医療意見書（糖尿病・新規申請用）
（小児慢性特定疾病情報センター：小児慢性特定疾病 医療意見書〈新規申請用〉．https://www.shouman.jp/archives/doc/doc_07_01_001_01.pdf より：2023年8月閲覧）

①基本情報欄は標準化されている。
②幼児期の肥満度
　15％以上：太りぎみ
　20％以上：やや太りすぎ
　30％以上：太りすぎ　＊計算式は**表15**参照
③「診断時」「申請時」の臨床所見・検査所見等が診断基準に合致していることが重要である。
④すべての検査項目欄を埋めることが必須ではないが、診断の根拠となる重要な検査データは記載する必要がある。
⑤診断時から申請時までの変化がわかるように、申請時に最も近い時期の検査所見等を記載する。
⑥疾患および症例によって治療の内容はさまざまである。
⑦記載欄は小さいが、継続的治療が必要であるという担当医の意見（主張）が求められる。
⑧指定医であることが求められる。

告示番号	1	糖尿病 （　） 年度 小児慢性特定疾病 医療意見書〈継続申請用〉				2021a-001 1/2
病名	1	1型糖尿病		受付種別	☑ 新規　□ 転入 →	転出実施主体名（　　　）

受給者番号		受診日	年　月　日

ふりがな 氏名 (Alphabet)	○○ ○○	（変更があった場合） ふりがな 以前の登録氏名 (Alphabet)	

生年月日	2021 年 5 月 1 日	意見書記載時の年齢	1 歳 11 か月 日	性別	男 ・ 女 ・ 性別未決定
出生体重	2950 g	出生週数	在胎 39 週 3 日	出生時に住民登録をした所	（　）都道府県 （　）市区町村

現在の 身長・体重	身長 （測定日）	82 cm （　SD） 2023 年 3 月 15 日	体重 （測定日）	12.0 kg （　SD） 2023 年 3 月 15 日	BMI	17.8
					肥満度	10.9 ％

発病時期	2022 年 7 月頃	初診日	2022 年 7 月 15 日

就学・就労状況	就学前 ・ 小中学校（ 通常学級 ・ 通級 ・ 特別支援学級 ） ・ 特別支援学校（ 小中学部 ・ 専攻科を含む高等部 ） ・ 高等学校（専攻科を含む） ・ 高等専門学校 ・ 専門学校／専修学校など ・ 大学（短期大学を含む） ・ 就労（就学中の就労も含む） ・ 未就学かつ未就労 ・ その他（　　　）

手帳取得状況	身体障害者手帳 なし ・ あり （等級 1級 ・ 2級 ・ 3級 ・ 4級 ・ 5級 ・ 6級）	療育手帳 なし ・ あり
	精神障害者保健福祉手帳（障害者手帳）	なし ・ あり （等級 1級 ・ 2級 ・ 3級）

現状評価	治癒 ・ 寛解 ・ 改善 ・ 不変 ・ 再発 ・ 悪化 ・ 死亡 ・ 判定不能	運動制限の必要性	なし ・ あり
	人工呼吸器等装着者認定基準に該当 する ・ しない ・ 不明	小児慢性特定疾病 重症患者認定基準に該当	する ・ しない ・ 不明

臨床所見（申請時） ※直近の状況を記載

身体所見	46 cm	肥満度：（ 10.9 ）％

検査所見（申請時） ※直近の状況を記載

尿検査	尿蛋白（定性）：［ − ・ ± ・ 1+ ・ 2+ ・ 3+ ・ 4+ ］ 尿中ケトン体（定性）：［ − ・ ± ・ 1+ ・ 2+ ・ 3+ ・ 4+ ］
血液検査	血糖値（空腹時）：（ 105 ）mg/dL 血糖値（随時）：（　）mg/dL HbA1c：（ 5.8 ）％ グリコアルブミン：（ 16 ）％ Cペプチド（CPR）：（ 0.4 ）ng/mL 採血タイミング：［ 空腹時 ・ 食後 ］
遺伝学的検査	遺伝子検査：［ 未実施 ・ 実施 ］ 実施日：（　年　月　日） 所見：（　）

検査所見（その他）

その他の所見（申請時） ※直近の状況を記載

合併症（糖尿病）	網膜症 ［ なし ・ あり ］ 病期：［ 単純性 ・ 前増殖性 ・ 増殖性 ］
	腎症 ［ なし ・ あり ］ 病期：［ 微量アルブミン尿 ・ 持続性蛋白尿 ・ 透析治療中 ］ 微量アルブミン尿：（　）mg/gCre
	神経障害（アキレス腱反射の低下）：［ なし ・ あり ］
	糖尿病ケトアシドーシス：［ なし ・ あり ］ 過去1年間の回数：（　）回／年 重症低血糖：［ なし ・ あり ］ 過去1年間の回数：（　）回／年
合併症	合併症（その他）：（　）
家族歴	糖尿病の家族歴：［ なし ・ あり ・ 不明 ］ 詳細：（　）

経過（申請時） ※直近の状況を記載

薬物療法	インスリン療法：［ なし ・ あり ］ 注射法：［ 頻回注射法 ・ CSII (Continuous subcutaneous insulin infusion) ・ SAP (Sensor augmented pump) ・ 従来法（3回／日以下） ］ インスリン総投与量：（ 12 ）単位／日 インスリン製剤名①：（ ヒューマログミックス25注 ） インスリン製剤名②：（　） インスリン製剤名③：（　） インスリン製剤名④：（　）
	経口血糖降下薬：SU剤：［ なし ・ あり ］ メトホルミン：［ なし ・ あり ］ α-GI：［ なし ・ あり ］ DPP-4阻害薬：［ なし ・ あり ］ SGLT2阻害薬：［ なし ・ あり ］
	経口血糖降下薬（その他）： 使用製剤名①：（　） 使用製剤名②：（　） 使用製剤名③：（　） 使用製剤名④：（　） 使用製剤名⑤：（　）

■8 小児慢性特定疾病医療意見書

受給者番号（　　　　　）　患者氏名（　○○ ○○　　　　　　）　　　　　　　　　　　　　　2021a-001

| 告示番号 | 1 | 糖尿病 | （　　）年度　小児慢性特定疾病 医療意見書〈継続申請用〉 | 2/2 |

薬物療法	糖尿病治療薬：GLP-1アナログ：[(なし) ・ あり]
	糖尿病治療薬（IGF-1、メトレレプチン、GLP-1アナログ、その他の注射薬等）：
	使用製剤名①：（　　　　　　　　　　　　　　　　　　　　　　　　　　　　　　　　）
	使用製剤名②：（　　　　　　　　　　　　　　　　　　　　　　　　　　　　　　　　）
	薬物療法（その他）：
	使用製剤名①：（　　　　　　　　　　　　　　　　　　　　　　　　　　　　　　　　）
	使用製剤名②：（　　　　　　　　　　　　　　　　　　　　　　　　　　　　　　　　）
	使用製剤名③：（　　　　　　　　　　　　　　　　　　　　　　　　　　　　　　　　）
治療	治療（その他）：（　　　　　　　　　　　　　　　　　　　　　　　　　　　　　　　　）
今後の治療方針	今後の治療方針：（継続的にインシュリン治療を行いながら、外来通院のもと経過観察している。インスリン量と投与法は適時変更する。）③
	治療見込み期間（入院）　開始日：（　　年　　月　　日）　終了日：（　　年　　月　　日）
	治療見込み期間（外来）　開始日：（ 2023 年　4 月　1 日）　終了日：（ 未定 年　　月　　日）　通院頻度：（　1　）回／月

医療機関・医師署名

上記の通り診断します。

医療機関名　○○病院　　　　　　　　　　　　　　　　　記載年月日　2023 年　4 月　1 日
医療機関住所　○○県○○市○○町1丁目
　　　　　　　　　　　　　　　　　　　　　　　　　　　　診療科　小児科
　　　　　　　　　　　　　　　　　　　　　　　　　　　　医師名　○○ ○○
　　　　　　　　　　　　　　　　　　　　　　　　　　　　小児慢性特定疾病 指定医番号　（　○○○○○　　）

図16b　小児慢性特定疾病医療意見書（糖尿病・継続申請用）
（小児慢性特定疾病情報センター：小児慢性特定疾病 医療意見書〈継続申請用〉. https://www.shouman.jp/archives/doc/doc_07_01_001_02.pdf より：2023年8月閲覧）

①原則、1年ごとの更新が必要である。
②申請時に最も近い時期の臨床所見・検査所見等を記載する（すべてが同一日である必要はない）。
③記載欄は小さいが、継続的治療が必要であるという担当医の意見（主張）が求められる。

の時期までに更新の手続きが必要となることが多い。そのため，継続申請用の特定疾病医療意見書の記載依頼は一定期間に集中しやすい。

　図16a・図16bでは1型糖尿病を取り上げたが，基本情報を除く項目内容のほとんどは，当該疾患の診断基準等に準拠した臨床症状や検査結果等の確認・記載欄であり，担当医の意見は最後に少し求められている程度である。そういった意味では，当該疾患の診断基準と最近のガイドライン等の更新には精通しておきたい。ちなみに，先に述べた小児慢性特定疾病情報センターのウェブサイトには，対象疾患ごとに疾患の「概要」と「診断の手引き」が掲載されており，最近の診療ガイドラインに準拠した診断基準などが記されているので，そこで触れられている所見や検査結果などは（初回申請時に）可能な限り確認し記述しておくとよい。ただし，療養期間が長くなると，継続申請時に必要とされる検査等が必ずしも実施されていないことがあり，直近の検

査所見欄が簡素になる（検査データ欄がすべて埋められない）こともある。実際，新規申請時に比べ継続申請時には行政の窓口対応も形式的になりがちだが，小児慢性特定疾病医療意見書の最後にある「今後の治療方針」欄には，担当医による意見（主張）をしっかり記載することが大切である。

表15　幼児期の標準体重と肥満度

○ 幼児期（6歳未満、身長70cm以上、120cm未満）の標準体重の計算式
　　標準体重（男児）＝0.00206X^2−0.1166X+6.5273
　　標準体重（女児）＝0.00249X^2−0.1858X+9.0360　　[X：身長（cm）]
○ 肥満度＝｛（実測体重−標準体重）／標準体重｝×100（％）

（日本小児内分泌学会：日本人小児の体格の評価（http://jspe.umin.jp/medical/taikaku.html）を参考に著者作成）

Memo

　小児慢性特定疾病の対象患児のうち，「費用が高額な治療を長期間にわたり継続しなければならない者として厚生労働大臣が定めるもの」と「療養に係る負担が特に重い者として厚生労働大臣が定めるもの」については，重症患者認定基準が別途設けられており，医療費助成に係る自己負担上限額に対してさらなる配慮がなされている（ここでは当該申告書が掲載されているサイト（https://www.shouman.jp/archives/download/jushoukanja_sinsei.pdf）の紹介のみにとどめる。

　小児慢性特定疾病に絡んだ医療費助成制度は，原則18歳未満の児童を対象としている。ただし，18歳到達時点において本制度の対象となっており，なおかつ18歳到達後も引き続き治療が必要であると認められた場合には20歳未満の者にも適用される。言い換えると，18歳以上は（18歳未満に認定された患児も20歳になると）本制度の対象から外れることから，「指定難病医療費助成制度」等への移行が必要になることも多い。実際には，小児慢性特定疾病に登録されている疾患すべてが指定難病として認められてはいないが，小児期発症の慢性疾病が近年数多く指定難病として登録されている。

9 指定難病臨床調査個人票

概要説明

　原因が不明で治療方法が確立していない「いわゆる難病」のうち，厚生労働大臣が定めている疾患を「指定難病」という。近年，指定難病の数は著しく増えている（令和6年4月時点で341疾病の指定がある）が，指定難病として病態や病状などが一定の基準を満たしていると，特定医療費受給者証が交付され医療費の自己負担分を公費負

表16　特定医療費を受給している指定難病患者トップ20

	疾患名	患者数
1	パーキンソン病	143,267
2	潰瘍性大腸炎	141,387
3	全身性エリテマトーデス	65,145
4	クローン病	50,184
5	後縦靱帯骨化症	31,571
6	全身性強皮症	27,013
7	脊髄小脳変性症（多系統萎縮症を除く）	26,476
8	重症筋無力症	26,387
9	皮膚筋炎／多発性筋炎	26,046
10	多発性硬化症／視神経脊髄炎	23,105
11	好酸球性副鼻腔炎	22,340
12	網膜色素変性症	21,263
13	下垂体前葉機能低下症	19,693
14	シェーグレン症候群	19,290
15	特発性大腿骨頭壊死症	19,256
16	特発性間質性肺炎	18,399
17	特発性拡張型心筋症	18,234
18	原発性胆汁性胆管炎	16,625
19	特発性血小板減少性紫斑病	16,599
20	サルコイドーシス	15,627

（難病情報センター：特定医療費〈指定難病〉受給者証所持者数．https://www.nanbyou.or.jp/entry/5354 をもとに著者作成）

担でまかなうことができる。その申請にあたり，難病指定医が記載する証明書が「指定難病臨床調査個人票」である。ちなみに，令和4年度末時点で特定医療費（指定難病）受給者証所持者は1,048,680人いたが，**表16**で示すように，（当時，指定難病に指定されていた）338疾病のうち上位20疾病で74万人（71％）を超える状況にあった。

　指定難病にかかわる各種関連情報は（小児慢性特定疾病などと同様に），「難病情報センター（https://www.nanbyou.or.jp/）」に集約化されているので，臨床調査個人票を記載する際には同サイト内の情報を一読しておく必要がある。ちなみに，上記ウェブサイトには当該疾病ごとに，「病気の解説」「概要・診断基準等」「臨床調査個人票」が閲覧・ダウンロードできる環境が用意されている。

　難病法において，指定難病の特定医療費助成を申請する際に必要な診断書（臨床調査個人票）は，都道府県および指定都市が定める医師（指定医：5年ごとの更新制）のみが作成できることになっている。とくに，新規認定に必要な臨床調査個人票は「難病指定医」のみが作成でき，更新認定時の文書作成のみが可能な「協力難病指定医」とは区別されている。あわせて，難病指定医療機関の指定も都道府県知事または指定都市市長によるものとされている（6年ごとに更新）。

　ここでは，表16の上位2疾患（パーキンソン病・潰瘍性大腸炎）について，臨床調査個人票の記載例を提示する（**図17**・**図18**）。

■9 指定難病臨床調査個人票

| 臨 床 調 査 個 人 票 | | ☑ 新規 □ 更新 | チェックを確実に |

006　パーキンソン病

■ 患者情報

保険情報	保険者番号		被保険者記号	
	被保険者番号		被保険者 個人単位枝番	
	資格取得 年月日	西暦　□□□□　年　□□　月　□□　日		※以降、数字は 右詰めで記入
氏名	セイ	○○○○	メイ	○○○
	姓	□□	名	□□
以前の登録氏名	セイ		メイ	
	姓		名	
住所	郵便番号	□□□ － □□□□		
	都道府県			
	市区町村			
	丁目番地等			
生年月日	西暦 1957 年 5 月 15 日			
性別	□ 男性　☑ 女性			
出生地	都道府県			
	市区町村			

図17　指定難病臨床調査個人票（パーキンソン病）

■ 基本情報

家族歴	☐ 1. あり　　☑ 2. なし　　☐ 3. 不明		
	続柄		
発症時期	西暦 [2][0][2][0] 年 [ ][4] 月		
手帳取得状況			
身体障害者手帳	☑ 1. なし ☐ 2. あり（等級 ☐ 1級 ☐ 2級 ☐ 3級 ☐ 4級 ☐ 5級 ☐ 6級）		
療育手帳	☑ 1. なし　　☐ 2. あり		
精神障害者 保健福祉手帳 （障害者手帳）	☑ 1. なし ☐ 2. あり（等級 ☐ 1級 ☐ 2級 ☐ 3級）		
人工呼吸器等装着者認定基準に該当			
☐ 1. する	☑ 2. しない		☐ 3. 不明

（図17のつづき）

① パーキンソニズムがある。
② 脳CTまたはMRIに特異的異常がない。
③ パーキンソニズムをおこす薬物・毒物への暴露がない。
④ 抗パーキンソン病薬にてパーキンソニズムに改善がみられる。
以上4項目を満たした場合、パーキンソン病と診断する（Definite）。

■ 診断基準に関する事項
＜診断のカテゴリー＞

- ☑ Definite：AかつBかつDの曝露なしを満たし、C（抗パーキンソン薬で改善）を満たす
- ☐ Probable：AかつBかつDの曝露なしを満たし、Cの薬物反応は未検討のもの
- ☐ いずれにも該当しない

A. 主要所見

パーキンソニズムがある。 （(1)または(2)のいずれかに該当する）	☑ 1. 該当	☐ 2. 非該当

- ☑ (1) 典型的な左右差のある安静時振戦（静止時振戦：4〜6Hz）がある。
- ☑ (2) 以下のうち2項目以上が存在する
    - ☑ 歯車様強剛　　☑ 動作緩慢（運動緩慢）　　☑ 姿勢反射障害（姿勢保持障害）

B. 検査所見（新規）

CT/MRI検査		
脳CT又はMRIの特異的異常がない	☑ 1. 該当	☐ 2. 非該当

実施日	☑ 1. 実施　☐ 2. 未実施	
	CT撮影日	西暦 2020 年 6 月
	MRI撮影日	西暦 □□□□ 年 □□ 月

C. 治療その他（直近時）

抗パーキンソン病薬にてパーキンソニズムに改善がみられる		
抗パーキンソン病薬の効果	☑ 1. あり　☐ 2. なし　☐ 3. 未検討	
L-DOPA製剤使用の有無	☑ 1. 使用中　☐ 2. 未使用　☐ 3. 過去に使用	
	治療効果	☑ 1. 改善　☐ 2. 不変　☐ 3. 悪化　☐ 4. 不明
ドパミンアゴニストの使用の有無	☐ 1. 使用中　☑ 2. 未使用　☐ 3. 過去に使用	
	治療効果	☐ 1. 改善　☐ 2. 不変　☐ 3. 悪化　☐ 4. 不明
その他の治療薬の有無	☐ 1. あり　☑ 2. なし	
	薬剤名	
	治療効果	☐ 1. 改善　☐ 2. 不変　☐ 3. 悪化　☐ 4. 不明

パーキンソン病の基本的な治療薬は知っておきたい。
（ドパミンの前駆物質［L-ドパ］とドパミン受容体作動薬［ドパミンアゴニスト］が基本となる）

（図17のつづき）

Hoehn-Yahr 重症度分類、生活機能障害度は**表17**を参照

D. 鑑別診断（新規）

| パーキンソニズムを起こす薬物・毒物に曝露 | ☑ 1. 曝露なし | ☐ 2. 曝露あり |

■ 重症度分類に関する事項

| 重症度判定日 | 西暦 2020 年 7 月 5 日 |

Hoehn-Yahr 重症度分類
- ☐ 0度（パーキンソニズムなし）
- ☐ 1度（一側性パーキンソニズム）
- ☐ 2度（両側性パーキンソニズム）
- ☐ 3度（軽〜中等度パーキンソニズム。姿勢反射障害（姿勢保持障害）あり。日常生活に介助不要）
- ☑ 4度（高度障害を示すが、歩行は介助なしにどうにか可能）
- ☐ 5度（介助なしにはベッド又は車椅子生活）

日常生活機能障害度
- ☐ 1度（日常生活、通院にほとんど介助を要しない）
- ☑ 2度（日常生活、通院に部分的介助を要する）
- ☐ 3度（日常生活に全面的介助を要し独力では歩行起立不能）

■ 症状の概要、経過、特記すべき事項など ＊500文字以内

現在、マドパー配合剤の内服で病状は小康状態にあるが、日常生活において軽度な介助を必要とする場面がときに見られる。

以前の書式では「特記事項（その他の所見等がある場合に記載）」欄への記載が「250文字以内かつ7行以内」となっていたが、新しくなった書式では症状の概要や経過などを「500文字以内」で記載できるようになった。

（図17のつづき）

■9　指定難病臨床調査個人票

■　その他の事項
発症と経過

初発症状 （新規）	筋強剛（筋固縮）	☑ 1. あり	☐ 2. なし	☐ 3. 不明
	姿勢反射の障害 （姿勢保持障害）	☑ 1. あり	☐ 2. なし	☐ 3. 不明
	振戦	☑ 1. あり	☐ 2. なし	☐ 3. 不明
	動作緩慢（運動緩慢）、 無動・寡動	☑ 1. あり	☐ 2. なし	☐ 3. 不明
	歩行異常	☑ 1. あり	☐ 2. なし	☐ 3. 不明
経過	☐ 1. 進行性	☑ 2. 進行後停止	☐ 3. 軽快	☐ 4. その他

検査所見（新規）

画像所見					
顕著な大脳萎縮／ 白質病変		☐ 1. あり	☑ 2. なし		
	部位	☐ 1. 前頭	☐ 2. 頭頂	☐ 3. 側頭	☐ 4. その他
	高度な側	☐ 1. 右	☐ 2. 左		
線条体の萎縮 または異常信号	☐ 1. あり ☑ 2. なし		第三脳室拡大	☐ 1. あり ☑ 2. なし	
多発脳梗塞	☐ 1. あり ☑ 2. なし		被殻萎縮	☐ 1. あり ☑ 2. なし	
脳幹萎縮（中脳／橋）	☐ 1. あり ☑ 2. なし		小脳萎縮	☐ 1. あり ☑ 2. なし	

鑑別診断（新規）

以下の疾病を鑑別し、全て除外できる。 除外できた疾病には☑を記入する。	☑ 1. 全て除外可	☐ 2. 除外不可	☐ 3. 不明
☐ a. 脳血管性パーキンソニズム	☐ b. 薬物性パーキンソニズム		☐ c. 多系統萎縮症

主要所見（直近の状態）

1. 筋強剛（筋固縮）		☑ 1. あり		☐ 2. なし	
2. 自律神経系					
頻尿 （排尿困難）	☐ 1. あり ☑ 2. なし		頑固な便秘	☐ 1. あり ☑ 2. なし	
発汗異常	☐ 1. あり ☑ 2. なし		起立性低血圧	☐ 1. あり ☑ 2. なし	

（図17のつづき）

3. 認知機能・精神症状						
抑うつ症状	☐ 1. あり	☑ 2. なし		幻覚（非薬剤性）	☐ 1. あり	☑ 2. なし
認知症・認知機能低下		☐ 1. あり	☑ 2. なし			
4. パーキンソニズムの要素による歩行異常	☐ 1. パーキンソニズムの要素はなし ☐ 2. 歩行は緩慢。小刻みでひきずることもあり、しかし加速歩行や前方突進現象は認めない。 ☑ 3. 困難を伴うが、一人で歩ける。加速歩行、小刻み歩行、前方突進現象がみられることもある。 ☐ 4. 介助歩行 ☐ 5. 歩行不可					
5. 姿勢の安定性 （立ち直り反射障害と後方突進現象）	☐ 1. なし ☑ 2. 後方突進現象はあるが、自分で立ち直れる。 ☐ 3. 後方突進現象があり、支えないと倒れる。 ☐ 4. きわめて不安定で、何もしなくても倒れそうになる。 ☐ 5. 介助なしには起立が困難					

その他

1. 参考（直近の状態）				
症状の日内変動の有無	☐ 1. あり	☐ 2. なし	☑ 3. 不明	
ジスキネジアの有無	☑ 1. あり	☐ 2. なし	☐ 3. 不明	
2. 定位脳手術 （最新のものを記載。更新時に前回記載以後の手術実施がない場合は、1. あり 2. なし 3. 不明の項のみ記載）				
定位脳手術の有無	☐ 1. あり		☑ 2. なし	☐ 3. 不明
	実施年月	西暦　　　　年　　月		
	部位	☐ 1. 視床下核	☐ 2. 淡蒼球	☐ 3. 視床
	種類	☐ 1. 破壊術	☐ 2. 刺激術	

（図17のつづき）

9 指定難病臨床調査個人票

3. 栄養と呼吸（直近の状態）				
気管切開	☐ 1. 実施		☑ 2. 未実施	
	導入日	西暦 ☐☐☐☐ 年 ☐☐ 月		
鼻腔栄養	☐ 1. あり		☑ 2. なし	
	導入日	西暦 ☐☐☐☐ 年 ☐☐ 月		
胃瘻	☐ 1. あり		☑ 2. なし	
	導入日	西暦 ☐☐☐☐ 年 ☐☐ 月		

（図17のつづき）

■ 人工呼吸器に関する事項（使用者のみ記入）

使用の有無	☐ 1. あり		
開始時期	西暦 □□□□ 年 □□ 月		
離脱の見込み	☐ 1. あり　　☐ 2. なし		
種類	☐ 1. 気管切開孔を介した人工呼吸器 ☐ 2. 鼻マスク又は顔マスクを介した人工呼吸器		
施行状況	☐ 1. 間欠的施行　　☐ 2. 夜間に継続的に施行 ☐ 3. 一日中施行　　☐ 4. 現在は未施行		
生活状況	食事	☑ 自立	☐ 部分介助	☐ 全介助
	車椅子とベッド間の移動	☑ 自立　　☐ 軽度介助 ☐ 部分介助　　☐ 全介助		
	整容	☐ 自立	☑ 部分介助/不可能	
	トイレ動作	☑ 自立	☐ 部分介助	☐ 全介助
	入浴	☐ 自立	☑ 部分介助/不可能	
	歩行	☐ 自立　　☐ 軽度介助 ☑ 部分介助　　☐ 全介助		
	階段昇降	☐ 自立	☑ 部分介助	☐ 不能
	着替え	☐ 自立	☑ 部分介助	☐ 全介助
	排便コントロール	☑ 自立	☐ 部分介助	☐ 全介助
	排尿コントロール	☑ 自立	☐ 部分介助	☐ 全介助

人工呼吸器の使用に関係なく生活状況は可能な範囲で記載しておいたほうがよい。

（図17のつづき）

■9　指定難病臨床調査個人票

医療機関名	○○病院
指定医番号	☐☐☐☐☐☐☐☐
医療機関所在地	○○県○○市○○町1番地
電話番号	☐☐☐☐☐☐☐☐☐☐　＊ハイフンを除き、左詰めで記入
医師の氏名	○○　○○
記載年月日	西暦 2020 年 7 月 10 日
診断年月日	西暦 2020 年 7 月 5 日

- 病名診断に用いる臨床症状、検査所見等に関して、診断基準上に特段の規定がない場合には、いずれの時期のものを用いても差し支えありません。（ただし、当該疾病の経過を示す臨床症状等であって、確認可能なものに限ります。）
- 治療開始後における重症度分類については、適切な医学的管理の下で治療が行われている状態で、直近6か月間で最も悪い状態を記載してください。
- 診断基準、重症度分類については、
「指定難病に係る診断基準及び重症度分類等について」（平成26年11月12日健発1112第1号健康局長通知）を参照の上、ご記入ください。
- 診断年月日欄には、本臨床調査個人票に記載された内容を診断した日を記載してください。
- 審査のため、検査結果等について別途提出をお願いすることがあります。

重要

（図17のつづき）

■ 行政記載欄

担当自治体	
受理日	西暦 □□□□ 年 □□ 月 □□ 日
公費負担者番号	□□□□□□□□
認定結果	□ 認定　　　□ 不認定
研究同意の有無	□ 有　　　□ 無
受給者番号	□□□□□□□
有効期限	西暦 □□□□ 年 □□ 月 □□ 日
階層区分	□ 生活保護　　□ 低所得Ⅰ　　□ 低所得Ⅱ　　□ 一般所得Ⅰ □ 一般所得Ⅱ　□ 上位所得　　□ その他
軽症者登録	□ 有　　　□ 無

保険情報	保険者番号		被保険者記号	
	被保険者番号		被保険者 個人単位枝番	
	資格取得 年月日	西暦 □□□□ 年 □□ 月 □□ 日		

（図17のつづき）

表17　パーキンソン病における Hoehn-Yahr 重症度分類・生活機能障害度

Hoehn-Yahr 重症度分類

0度	パーキンソニズムなし
1度	一側性パーキソニズム
2度	両側性パーキンソニズム
3度	軽〜中等度パーキンソニズム。姿勢反射障害あり。日常生活に介助不要
4度	高度障害を示すが、歩行は介助なしにどうにか可能
5度	介助なしにはベッド又は車椅子生活

生活機能障害度

1度	日常生活、通院にほとんど介助を要しない。
2度	日常生活、通院に部分的介助を要する。
3度	日常生活に全面的介助を要し、独立では歩行起立不能。

■9 指定難病臨床調査個人票

| 臨 床 調 査 個 人 票 | | ☑ 新規　□ 更新 |

097　潰瘍性大腸炎

チェックを確実に

■ 患者情報

保険情報	保険者番号		被保険者記号	
	被保険者番号		被保険者 個人単位枝番	
	資格取得 年月日	西暦 □□□□ 年 □□ 月 □□ 日		※以降、数字は 右詰めで記入

氏名	セイ	○○○○	メイ	○○○
	姓	□□	名	□□

以前の登録氏名	セイ		メイ	
	姓		名	

住所	郵便番号	□□□－□□□□
	都道府県	
	市区町村	
	丁目番地等	

生年月日	西暦 1989 年 1 月 1 日
性別	☑ 男性　□ 女性

出生地	都道府県	
	市区町村	

図18　指定難病臨床調査個人票（潰瘍性大腸炎）

■ 基本情報

家族歴	☐ 1. あり　　☑ 2. なし　　☐ 3. 不明	
	続柄	
発症時期	西暦 2020 年 5 月	
手帳取得状況		
身体障害者手帳	☑ 1. なし ☐ 2. あり（等級 ☐ 1級 ☐ 2級 ☐ 3級 ☐ 4級 ☐ 5級 ☐ 6級）	
療育手帳	☑ 1. なし　　☐ 2. あり	
精神障害者 保健福祉手帳 （障害者手帳）	☑ 1. なし ☐ 2. あり（等級 ☐ 1級 ☐ 2級 ☐ 3級）	
人工呼吸器等装着者認定基準に該当		
☐ 1. する　　☑ 2. しない　　☐ 3. 不明		

（図18のつづき）

■ 9 指定難病臨床調査個人票

■ 診断基準に関する事項
＜診断のカテゴリー＞

☑ Definite 1：Aのほか、B-1（iまたはii）またはB-2（i～v）、およびB-3の活動期または寛解期の項目に該当し、C.鑑別診断において全て除外可

☐ Definite 2：Aと、切除手術により肉眼的および組織学的に本症に特徴的な所見を認め、C.鑑別診断において全て除外可

☐ いずれにも該当しない

A. 主要所見（新規）

臨床症状		
持続性又は反復性の粘血・血便、あるいはその既往	☑ 1.あり	☐ 2.なし

B. 検査所見（新規）

1. 内視鏡検査

検査実施	☑ 1.実施 　　☐ 2.未実施
	検査日　西暦 2020 年 6 月 15 日

（ⅰ）以下のいずれかを認める。
　☑ びまん性連続性病変　　☐ 血管透見像消失　　☐ 粗ぞう又は細顆粒状粘膜
　☑ 易出血性（接触出血）　☑ 粘血膿性分泌物付着

（ⅱ）以下のいずれかを認める。
　☑ 多発性びらん・潰瘍　　☐ 偽ポリポーシス

2. 注腸X線造影検査

検査実施	☐ 1.実施 　　☑ 2.未実施
	検査日　西暦 　　 年 　 月 　 日

　☐ （ⅰ）粗ぞう又は細顆粒状粘膜のびまん性変化を認める
　☐ （ⅱ）多発性びらん・潰瘍を認める
　☐ （ⅲ）偽ポリポーシス認める　　☐ （ⅳ）連続性病変を認める
　☐ （ⅴ）その他
　　☐ ハウストラ消失（鉛管像）を認める　　☐ 腸管の狭小・短縮を認める

Definite 1：臨床症状があり、内視鏡検査または注腸X線造影検査にて所見を認め、生検組織学的検査でも所見があり、他疾患を除外できること
Definite 2：臨床症状があり、手術後の切除標本で肉眼的・組織学的に所見があり、他疾患を除外できること

（図18のつづき）

3. 生検組織学的検査		
検査実施	☑ 1. 実施　　　☐ 2. 未実施	
	検査日　西暦 2020 年 6 月 15 日	
異形成（dysplasia）・癌を認める	☐ 1. 該当　　☑ 2. 非該当	
活動期	☑ びまん性炎症性細胞浸潤　　☑ 陰窩膿瘍 ☑ 高度な杯細胞の減少　　☑ びらん	
寛解期	☐ 腺の配列異常（蛇行・分岐）　　☐ 萎縮	

C. 鑑別診断（新規）

以下の疾病を鑑別し、全て除外できる。除外できた疾病には☑を記入する。	☑ 1. 全て除外可　　☐ 2. 除外不可　　☐ 3. 不明
☐ 1. 感染性腸炎 　寛解期 　　☐ a. 細菌性赤痢　　☐ b. アメーバ性大腸炎　　☐ c. サルモネラ腸炎 　　☐ d. カンピロバクタ腸炎　　☐ e. 大腸結核　　☐ f. クラミジア腸炎 ☐ 2. クローン病　　☐ 3. 放射線照射性大腸炎　　☐ 4. 薬剤性大腸炎　　☐ 5. リンパ濾胞増殖症 ☐ 6. 虚血性大腸炎　　☐ 7. 腸型ベーチェット	

糞便病原性微生物検出		
検査実施	☐ 1. 実施　　☑ 2. 未実施	
	検査日　西暦 ＿＿＿＿ 年 ＿＿ 月 ＿＿ 日	
病原性微生物検出	☐ 1. あり　　☐ 2. なし	

（図18のつづき）

■ 9　指定難病臨床調査個人票

■ 重症度分類に関する事項

潰瘍性大腸炎の重症度分類
重症度判定日　　西暦 2020 年 6 月 18 日
□ 1. 軽症　　☑ 2. 中等症　　□ 3. 重症　　□ 4. 劇症

臨床症状		
検査実施	☑ 1. 実施　　□ 2. 未実施	
	検査日　西暦 2020 年 6 月 17 日	
① 排便回数	□ 1) 6回/日以上　☑ 2) 5回/日　□ 3) 4回/日以下　□ 4) 不明	
② 顕血便	□ 1. (+++) 以上　☑ 2. (++)　□ 3. (+) 〜 (−)	
③ 発熱（37.5℃以上）	□ 1. あり　☑ 2. なし	
④ 頻脈（90/分以上）	□ 1. あり　☑ 2. なし	
⑤ 貧血（ヘモグロビン10.0g/dL以下）	□ 1. あり　☑ 2. なし	
⑥-1 赤沈	□ 1) 30 mm/hr 以上　☑ 2) 30 mm/hr 未満、正常上限超え　□ 3) 正常	
⑥-2 CRP	□ 1) 3.0 mg/dL 以上　☑ 2) 3.0 mg/dL 未満、正常上限超え　□ 3) 正常	
腹部 自発痛	□ 1. あり　☑ 2. なし	

■ 症状の概要、経過、特記すべき事項など　＊500文字以内

左側結腸型の潰瘍性大腸炎で現在は血便の程度も軽減してきており、ペンタサ（1500mg/日）の内服で様子をみている。

以前の書式では「特記事項（その他の所見等がある場合に記載）」欄への記載が「250文字以内かつ7行以内」となっていたが、新しくなった書式では症状の概要や経過などを「500文字以内」で記載できるようになった。

重症度分類において「中等症」以上であることが（基本的に）特定医療費助成の対象要件となる。
（重症度分類の判断基準については**表18**を参照）

（図18のつづき）

若齢期の虫垂切除術が潰瘍性大腸炎の発症を抑制するといった論文報告がある。

■ その他の事項
患者背景、合併症等　＊小数点も１文字として記入し、以降の数値ボックスについては全て同様に記載する

理学所見

身長	171.0 cm	体重	62.5 kg
脈拍	82 回/分	体温	37.2 度

血液検査

白血球	8500 /μL	赤血球	420 ×10⁴/μL
ヘモグロビン	11.8 g/dL	血小板	45.7 ×10⁴/μL
赤沈（1時間）	12 mm/hr	CRP	1.2 mg/dL
総蛋白	6.2 g/dL	アルブミン	3.4 g/dL

生活歴・既往歴

喫煙	□ 1. 現在の喫煙　☑ 2. 過去の喫煙　□ 3. なし　□ 4. 不明
虫垂切除歴	□ 1. あり　☑ 2. なし

罹患部位（更新時は過去の最重症時の状態）

罹患部位（罹患範囲）によって癌化の確率や治療方針等が変わってくる。

年月日	西暦 2020 年 6 月 18 日
罹患部位	□ 1. 全大腸炎型（脾彎曲部をこえる）　☑ 2. 左側大腸炎型 □ 3. 直腸炎型　□ 4. 右側型（分節型）
虫垂病変	□ 1. あり　☑ 2. なし
難治性の該当	□ 1. あり　☑ 2. なし　□ 3. 不明
	種類：□ 1. ステロイド抵抗性　□ 2. ステロイド依存性　□ 3. 頻回の再燃又は慢性持続

合併症（過去の合併症を全て記載）

	□ 1. あり　☑ 2. なし　□ 3. 不明
腸管合併症	種類：□ 1. 大量出血　□ 2. 穿孔　□ 3. 中毒性巨大結腸症　□ 4. 狭窄　□ 5. 癌・dysplasia　□ 6. CMV感染　□ 7. C. difficile感染　□ 8. その他の腸管合併症 ＊8を選択の場合、特記事項に記入 ＊5を選択の場合、以下に記入 部位：

（図18のつづき）

■9 指定難病臨床調査個人票

腸管外合併症		☐ 1. あり ☑ 2. なし ☐ 3. 不明
	種類	☐ 1. 関節病変 ☐ 2. 皮膚病変 ☐ 3. 眼病変 ☐ 4. 原発性硬化性胆管炎 ☐ 5. 自己免疫性膵炎 ☐ 6. IgG4関連疾患 ☐ 7. 成長障害 ☐ 8. 骨粗鬆症 ☐ 9. その他の腸管外合併症 *9を選択の場合、特記事項に記入

近親者の発症者の有無（新規）

潰瘍性大腸炎家系内発生	☐ 1. あり ☑ 2. なし ☐ 3. 不明
	ありの場合
	☐ 1親等 　☐ 1. 親　　☐ 2. 子 ☐ 2親等 　☐ 1. 兄弟姉妹　☐ 2. 祖父母　☐ 3. 孫 ☐ 3親等以上
クローン病家系内発生	☐ 1. あり ☑ 2. なし ☐ 3. 不明
	ありの場合
	☐ 1親等 　☐ 1. 親　　☐ 2. 子 ☐ 2親等 　☐ 1. 兄弟姉妹　☐ 2. 祖父母　☐ 3. 孫 ☐ 3親等以上

病態（更新申請時のみ記載）

臨床経過	☐ 1. 初回発作 ☐ 2. 再燃緩解 ☐ 3. 慢性持続 ☐ 4. 急性電撃 ☐ 5. なし ☐ 6. 不明
過去1年の入院回数	合計 □□□ 回
術後	☐ 1. 該当 ☐ 2. 非該当
	該当の場合　☐ 1. 大腸全摘出　☐ 2. 結腸（亜）全摘 　　　　　　☐ 3. その他

（図18のつづき）

治療その他（最近1年間に実施した全ての治療）

1. 内科的治療				
内科的治療の実施有無	☑ 1. 実施	☐ 2. 未実施		
ステロイド	☐ 1. あり	☑ 2. なし		
	種類	☐ 1. 内服	☐ 2. 局所療法	☐ 3. 点滴静注
5-ASA製剤	☑ 1. あり	☐ 2. なし		
	種類	☑ 1. 内服	☐ 2. 局所療法	
免疫調節薬	☐ 1. あり	☑ 2. なし		
	種類	☐ 1. AZA	☐ 2. 6-MP	
カルシニューリン阻害剤	☐ 1. あり	☑ 2. なし		
	種類	☐ 1. Tacrolimus	☐ 2. Cyclosporin A	
抗TNFα抗体製剤	☐ 1. あり	☑ 2. なし		
JAK阻害薬	☐ 1. あり	☑ 2. なし		
抗IL-12/23抗体	☐ 1. あり	☑ 2. なし		
ベドリズマブ	☐ 1. あり	☑ 2. なし		
カロテグラストメチル	☐ 1. あり	☑ 2. なし		
中心静脈栄養	☐ 1. あり	☑ 2. なし		
血球成分除去療法	☐ 1. あり	☑ 2. なし		
その他の治療	☐ 1. あり	☑ 2. なし		
2. 外科的治療				
外科的治療の実施有無	☐ 1. 実施	☑ 2. 未実施		
手術理由	☐ 1. 大量出血	☐ 2. 巨大結腸症	☐ 3. 癌	
	☐ 4. 穿孔	☐ 5. 重症	☐ 6. 劇症	
	☐ 7. 難治	☐ 8. 腸管外合併症	☐ 9. その他	

> 潰瘍性大腸炎の基本的な治療薬と治療手段は理解しておきたい。
> 外科的治療（手術）が行われることも少なくない。

（図18のつづき）

■9　指定難病臨床調査個人票

手術日・術式	1回目	手術日	西暦　□□□□　年　□□　月　□□　日
		術式(1)	□ 1. 大腸全摘　□ 2. 結腸（亜）全摘　□ 3. 残存直腸切除 □ 4. その他　*4を選択の場合、特記事項に記入
		術式(2)	□ 1. 回腸嚢肛門吻合　□ 2. 回腸嚢肛門管吻合 □ 3. 回腸直腸吻合 □ 4. その他　*4を選択の場合、特記事項に記入
		術式(3)	□ 1. 回腸人工肛門造設　□ 2. 回腸人工肛門閉鎖 □ 3. その他　*3を選択の場合、特記事項に記入
手術日・術式	2回目	手術日	西暦　□□□□　年　□□　月　□□　日
		術式(1)	□ 1. 大腸全摘　□ 2. 結腸（亜）全摘　□ 3. 残存直腸切除 □ 4. その他　*4を選択の場合、特記事項に記入
		術式(2)	□ 1. 回腸嚢肛門吻合　□ 2. 回腸嚢肛門管吻合 □ 3. 回腸直腸吻合 □ 4. その他　*4を選択の場合、特記事項に記入
		術式(3)	□ 1. 回腸人工肛門造設　□ 2. 回腸人工肛門閉鎖 □ 3. その他　*3を選択の場合、特記事項に記入
手術日・術式	3回目	手術日	西暦　□□□□　年　□□　月　□□　日
		術式(1)	□ 1. 大腸全摘　□ 2. 結腸（亜）全摘　□ 3. 残存直腸切除 □ 4. その他　*4を選択の場合、特記事項に記入
		術式(2)	□ 1. 回腸嚢肛門吻合　□ 2. 回腸嚢肛門管吻合 □ 3. 回腸直腸吻合 □ 4. その他　*4を選択の場合、特記事項に記入
		術式(3)	□ 1. 回腸人工肛門造設　□ 2. 回腸人工肛門閉鎖 □ 3. その他　*3を選択の場合、特記事項に記入

（図18のつづき）

■ 人工呼吸器に関する事項（使用者のみ記入）

使用の有無	☐ 1. あり		
開始時期	西暦 □□□□ 年 □□ 月		
離脱の見込み	☐ 1. あり　　☐ 2. なし		
種類	☐ 1. 気管切開孔を介した人工呼吸器 ☐ 2. 鼻マスク又は顔マスクを介した人工呼吸器		
施行状況	☐ 1. 間欠的施行　　☐ 2. 夜間に継続的に施行 ☐ 3. 一日中施行　　☐ 4. 現在は未施行		
生活状況	食事	☑ 自立	☐ 部分介助	☐ 全介助
	車椅子とベッド間の移動	☑ 自立　　☐ 軽度介助 ☐ 部分介助　　☐ 全介助		
	整容	☑ 自立	☐ 部分介助/不可能	
	トイレ動作	☑ 自立	☐ 部分介助	☐ 全介助
	入浴	☑ 自立	☐ 部分介助/不可能	
	歩行	☑ 自立　　☐ 軽度介助 ☐ 部分介助　　☐ 全介助		
	階段昇降	☑ 自立	☐ 部分介助	☐ 不能
	着替え	☑ 自立	☐ 部分介助	☐ 全介助
	排便コントロール	☑ 自立	☐ 部分介助	☐ 全介助
	排尿コントロール	☑ 自立	☐ 部分介助	☐ 全介助

人工呼吸器の使用に関係なく、生活状況は可能な範囲で記載しておいたほうがよい。

（図18のつづき）

医療機関名	○○病院
指定医番号	□□□□□□□□□
医療機関所在地	○○県○○市○○町1番地
電話番号	□□□□□□□□□□　*ハイフンを除き、左詰めで記入
医師の氏名	○○ ○○
記載年月日	西暦 2020 年 6 月 30 日
診断年月日	西暦 2020 年 6 月 20 日

- 病名診断に用いる臨床症状、検査所見等に関して、診断基準上に特段の規定がない場合には、いずれの時期のものを用いても差し支えありません。(ただし、当該疾病の経過を示す臨床症状等であって、確認可能なものに限ります。)
- 治療開始後における重症度分類については、適切な医学的管理の下で治療が行われている状態で、直近6か月間で最も悪い状態を記載してください。
- 診断基準、重症度分類については、
  「指定難病に係る診断基準及び重症度分類等について」(平成26年11月12日健発1112第1号健康局長通知)を参照の上、ご記入ください。
- 診断年月日欄には、本臨床調査個人票に記載された内容を診断した日を記載してください。
- 審査のため、検査結果等について別途提出をお願いすることがあります。

重要

■ 行政記載欄

担当自治体	
受理日	西暦 □□□□ 年 □□ 月 □□ 日
公費負担者番号	□□□□□□□□
認定結果	☐ 認定　　☐ 不認定
研究同意の有無	☐ 有　　☐ 無
受給者番号	□□□□□□□
有効期限	西暦 □□□□ 年 □□ 月 □□ 日
階層区分	☐ 生活保護　☐ 低所得Ⅰ　☐ 低所得Ⅱ　☐ 一般所得Ⅰ ☐ 一般所得Ⅱ　☐ 上位所得　☐ その他
軽症者登録	☐ 有　　☐ 無
保険情報	保険者番号		被保険者記号	
	被保険者番号		被保険者 個人単位枝番	
	資格取得 年月日	西暦 □□□□ 年 □□ 月 □□ 日		

(図18のつづき)

表18 潰瘍性大腸炎の重症度分類

	重　症	中等症	軽　症
①排便回数	6回以上	重症と軽症の中間	4回以下
②顕　血　便	（＋＋＋）		（＋）〜（－）
③発　　　熱	37.5℃以上		37.5℃以上の発熱がない
④頻　　　脈	90/分以上		90/分以上の頻脈なし
⑤貧　　　血	Hb 10g/dL以下		Hb 10g/dL以下の貧血なし
⑥赤　　　沈	30mm/h以上		正常

顕血便の判定
（－）　　血便なし
（＋）　　排便の半数以下でわずかに血液が付着
（＋＋）　ほとんどの排便時に明らかな血液の混入
（＋＋＋）大部分が血液

重症度
軽　症：上記の6項目をすべて満たすもの
中等症：上記の軽症、重症の中間にあたるもの（以下の①〜⑥のいずれかを満たし、重症の基準を満たさないもの）
　　　　①排便回数5回/日以上、②顕血便（++）〜（+++）、③発熱37.5℃以上、④頻脈90/分以上、⑤貧血Hb10.0g/dL以下、⑥赤沈30mm/h以上またはCRP3.0mg/dL以上
重　症：①および②の他に、全身症状である③または④のいずれかを満たし、かつ6項目のうち4項目を満たすもの
劇　症：重症のなかでもとくに症状が激しく重篤なものをいう。発症の経過により急性電撃型と再燃劇症型にわけられる

＊劇症の診断基準は以下の5項目すべてを満たすもの
（1）重症基準を満たしている
（2）15回/日以上の血性下痢が続いている
（3）38.5℃以上の持続する高熱である
（4）10,000/mm³以上の白血球増多がある
（5）強い腹痛がある

医療文書記載時のコツとポイント

　前述したように指定難病の数はきわめて多く，すべての疾患（および当該疾患の臨床調査個人票）に精通することは困難である。したがって，まずは表16に示した代表疾患のうち，自施設あるいは自身が関係する診療科で目にすることが多い指定難病臨床調査個人票に慣れていきたい。
　図17（パーキンソン病）と図18（潰瘍性大腸炎）の臨床調査個人票を見比べてみればわかるように，1・2ページ目の患者情報・基本情報欄と最終2ページ（図18では最

■9 指定難病臨床調査個人票

終2ページを1ページにまとめてある)の医療機関名・担当医名・記載年月日・診断年月日等の記入欄はほぼ同じ書式になっている。また，臨床調査個人票において最も重要な記載欄は「診断基準に関する事項（診断のカテゴリー）」と「重症度分類に関する事項」であるが，指定難病ではそれぞれの疾患ごとに診断基準や重症度分類などが定められており，同文書の提出ならびに指定難病の認定にあたってはそれらの要件が一定程度満たされている必要がある。とくに，診断のカテゴリーが「definite」であることや重症度分類が一定レベルに達していることなどが，特定医療費受給者証の交付時には原則求められる。難病情報センターのサイトには疾患ごとに「病気の解説」と「概要・診断基準等」が掲載されているので，それらの診断基準や検査結果，治療方法・治療方針などは随時確認しておきたい。なお，臨床調査個人票では多くの記載項目がチェック様式になっており，担当医の意見や主観的な所見を記載する欄が比較的少ないが，情報提供しておきたい事項等があれば，「病状の概要、経過、特記すべき事項など」欄に簡潔に記述しておくとよい（以前の書式では250文字以内かつ7行以内という文量制限があったが，新しい書式では500文字以内での記述が可能になった）。

Memo

指定難病および小児慢性特定疾病にかかわる医療費助成制度は，平成27年1月1日に施行された「難病の患者に対する医療等に関する法律」と「児童福祉法の一部を改正する法律」により従前のものから変更された経緯がある。新たな制度では，安定的な制度とするために，指定難病および小児慢性特定疾病の患者・患児への医療費助成に必要な費用の2分の1を，国が負担する（消費税で充てる）ことが法律で定められた。その結果，患者・家族の自己負担割合や負担上限額などが従前のものから変更され，指定難病では医療費の自己負担割合が3割から2割に引き下げられたほか，自己負担額の上限も外来と入院の区別をなくして世帯の所得ごとに一律化された。また，小児慢性特定疾病においても，医療費の自己負担割合が従来の3割から2割へと引き下げられ，自己負担額の上限額も変更ならびに整理された。なお，それらの自己負担上限額は，他の制度との公平性の観点から障害者の自立支援医療を参考に定められ，小児慢性特定疾病に関しては指定難病で定められた額の2分の1になっている。そのほか，指定難病患者への医療費助成制度として，先の臨床調査個人票に記載がある要件（Definiteであり一定の重症度にあること）を満たしていない場合でも，月ごとの医療費総額が33,300円を超える月が年間3回以上ある場合（軽症高額該当）や，所得の階層区分が一般所得Ⅰ以上の者において月ごとの医療費総額が5万円を超える月が年間6回以上ある場合（高額かつ長期）には，自己負担額の軽減が別途図られる仕組みもある。

10 介護保険主治医意見書

概要説明

2000年4月以降，65歳以上の高齢者（第1号被保険者）と，政令で定められた特定疾病（**表19**）を有する40歳以上65歳未満の者（第2号被保険者）を対象に介護保険制度が運用されている。具体的には，対象者の要介護状況に応じて介護認定審査会で「要支援1」から「要介護5」までの要介護度判定が行われ，その認定結果に基づいた居宅サービスや施設サービス，地域密着型サービスなどの介護給付・介護予防給付が実施されている。なお，介護認定審査会では，市区町村の調査員が自宅や施設等を訪れて実施する認定調査の報告結果とともに，担当医（主治医）に見解を求める「介護保険主治医意見書」の記載内容が重要な判断材料となる。

介護保険制度の保険者（運営主体）は市区町村であり，介護保険主治医意見書の記載依頼は被保険者が居住する自治体の担当部署（高齢者支援課や介護保険課など）か

表19　介護保険制度における特定疾病

① がん（医師が一般に認められている医学的知見に基づき回復の見込みがない状態に至ったと判断したものに限る）
② 関節リウマチ
③ 筋萎縮性側索硬化症
④ 後縦靱帯骨化症
⑤ 骨折を伴う骨粗鬆症
⑥ 初老期における認知症
⑦ 進行性核上性麻痺、大脳皮質基底核変性症及びパーキンソン病
⑧ 脊髄小脳変性症
⑨ 脊柱管狭窄症
⑩ 早老症
⑪ 多系統萎縮症
⑫ 糖尿病性神経障害、糖尿病性腎症及び糖尿病性網膜症
⑬ 脳血管疾患
⑭ 閉塞性動脈硬化症
⑮ 慢性閉塞性肺疾患
⑯ 両側の膝関節又は股関節に著しい変形を伴う変形性関節症

＊「①がん」について「末期」という記述は不要だが，回復の見込みのないことが推察できる記述が望まれる。

■ 10　介護保険主治医意見書

ら担当医（主治医）になされることとなるが，急性期医療に携わる医師の多くは必ずしも同意見書の記載に慣れていない。実際，保険会社等の入院証明書・診断書などのように対象疾病の病名（コード）や手術術式などで要介護度が判定・認定されるわけではなく，日常生活における機能障害・能力障害・社会的不利の状況や介護の必要性（手間）などの所見記載が重要であることをあらためて認識したい。

　ちなみに，介護保険主治医意見書の様式は全国的に定められたものが使用されているが，市町によってWordやExcel，PDF等の書式（様式）が用意されているので使いやすいものを利用すればよい。なお，令和3年4月に介護保険主治医意見書の様式が一部見直された。具体的には，認知症（疾患）が「アルツハイマー病その他の神経変性疾患，脳血管疾患その他の疾患（特定の疾患に分類されないものを含み，せん妄，うつ病その他の厚生労働省令で定める精神疾患を除く）により日常生活に支障が生じる程度にまで認知機能が低下した状態」として再定義（再確認）されたことと，介護系施設の類型に一部修正（「医学的管理の必要性」欄への老人保健施設・介護医療院の追記など）がなされたものの，それほど大きな内容変更とはなっていない。

　ここでは，認知症患者における大腿骨頸部骨折（手術後）事例の介護保険主治医意見書を提示する（図19）。

医療文書記載時のコツとポイント

　介護保険主治医意見書を作成するうえでよく問題になることとして，同意見書が担当医（主治医）のもとに届いた際に，直近の診察記録・看護記録等の所見記載が乏しく，体重の変化や筋力低下・関節拘縮の有無，各種ADL（Activities of Daily Living）の評価等ができないといった状況がある。本来であれば，そのつど診察を行うか，事前に看護師やリハビリセラピストなどに情報収集を依頼することが望ましいが，日常診療の中でその時間を確保することは必ずしも容易でない。そのような意味では，介護保険主治医意見書の記載依頼とともに，図20のような事前問診票が添付されているとありがたい。実際，申請者（および家族）も介護申請から介護認定までの期間を短くしたいと思っているはずなので，この種の効率的な運用方法は全国で一般化してほしい。

　介護保険主治医意見書の記載に慣れていない医師が陥りやすい誤りは，「傷病に関する意見」欄に，生命保険会社等の入院証明書・診断書などと同様な内容記載をしがちなことである。たとえば，生命保険会社等の証明書・診断書では，診断名（傷病名）を「胃癌」として，経過・治療内容欄に「胃全摘術後，病理組織診断にてstageⅢであったことから化学療法を施行中」と記載すれば大きな問題はないが，介護保険主治医意見書では介護の必要性が判断できず役に立たないものとなる。むしろ，「胃癌で胃全

摘術を行った際に『廃用症候群』が進行し，栄養低下・筋力低下のもと通院を含む日常生活に介助を必要とする」といった記載が望まれる。実際，介護保険主治医意見書の対象者には超高齢者や認知症患者のほか，脳卒中後遺症等による意識障害や四肢麻痺・関節拘縮などをきたしている患者，大腿骨頚部骨折等で ADL が低下している患者などが多いことを再認識すべきである。そういった意味でも，まずは「廃用症候群」「○○後遺症」「認知症」といった用語（キーワード）を上手く使いたい。とくに，「認知症」は介護保険主治医意見書において最も頻出する用語であることから，対象者が高齢者の場合には，まずは「傷病に関する意見」欄に認知症（周辺症状を含む）にかかわる記述が必要（有用）であるか否かを考慮すべきである。あわせて，「障害高齢者の日常生活自立度（表20）」と「認知症高齢者の日常生活自立度（表21）」についても，それぞれの状態（ランク）が頭の中である程度イメージできるとよい。

「心身の状態に関する意見［(5) 身体の状態］」欄の正確な記載は必ずしも容易でなく，整形外科医やリハビリセラピストが介入していない状況下での記述は曖昧なものとなりやすい。とくに，筋力低下や関節拘縮などの有無は，図20のような問診票を使っても正確な情報収集は難しい。したがって，脳卒中後遺症や整形外科疾患などで身体障害を有している患者・家族等から介護保険主治医意見書の記載が依頼されやすい医療機関では，その情報収集のための診察の流れを普段から構築しておくとよいかもしれない。そのほか，介護保険主治医意見書の「特記すべき事項」欄は有効に活用すべきであり，市区町村の調査員による認定調査報告では得られない医療関連の情報や所見等を簡潔に記載することが大切である。

Memo

介護保険主治医意見書と混同しやすいものとして，障害者総合支援法による「医師意見書」がある。その背景には，介護保険法のもと行われる「高齢者介護サービス」と障害者総合支援法のもと行われる「障害者福祉サービス」の違いがあり，前者では要介護状態の65歳以上の高齢者と40歳以上・65歳未満の特定疾病患者を対象にしているのに対して，後者では（原則として）65歳未満の障害者を対象にしている。また，高齢者介護サービス（介護保険法）では被保険者から保険料を50％徴収（残りは税金で対応）しているのに対して，障害者福祉サービス（障害者総合支援法）ではすべて税金を財源としている。自己負担についても，前者では原則1割負担する応益負担であるのに対して，後者では所得に応じて負担する応能負担であるという違いがある。そのほか，給付内容を決定・調整する専門職がケアマネジャー（介護支援専門員）と相談支援専門員といった違いもある。なお，障害者総合支援法による障害支援区分は6段階であり，介護保険制度における要介護認定と同様に，コンピュータシステムに

よる一次判定を経て市町村審議会での二次判定で支援区分が決定される。ちなみに，いわゆる身体障害者手帳の申請（給付）と高齢者介護サービス・障害者福祉サービスの付与はそれぞれ別の仕組みで動いており，同手帳の有無が両サービスの可否や内容に直接は影響しない。

　高齢者介護サービス（介護保険法）と障害者福祉サービス（障害者総合支援法）の縦割り構造によって，これまで「65歳の壁」という問題がよく起こっていた。たとえば，65歳未満の障害者・障害児は（40歳以上・65歳未満の特定疾病患者を除き）「障害福祉サービス事業所等」を窓口にして障害者福祉サービスを受給するが，65歳になると「介護保険事業所」を窓口とした高齢者介護サービスへの移行が求められる。その際に，書類上の手続きの問題だけでなく，各種サービスの違いや自己負担金の問題などで不具合や不利益が生じることがある。そのため，65歳になっても，障害福祉サービスが一部継続できる仕組みづくりや，それまで使い慣れていた事業所等で継続対応できる運用への変更が待たれていた。折しも，高齢者も障害児者も共生できる「地域共生社会」という概念が新たに生まれ，平成29年の法改正によって，両者のサービス対応が可能な「共生型サービス事業所」も増えてきている。

　ここでは，障害者総合支援法による医師意見書の提示（**図21**）のみにとどめるが，行政等の縦割り構造に伴う種々の運用規制をより標準化・一元化してほしいと願うばかりである。

表20　障害高齢者の日常生活自立度（寝たきり度）

生活自立	ランクJ	何らかの障害等を有するが、日常生活はほぼ自立しており独力で外出する
		1. 交通機関等を利用して外出する
		2. 隣近所へなら外出する
準寝たきり	ランクA	屋内での生活は概ね自立しているが、介助なしには外出しない
		1. 介助により外出し、日中はほとんどベッドから離れて生活する
		2. 外出の頻度が少なく、日中も寝たり起きたりの生活をしている
寝たきり	ランクB	屋内での生活は何らかの介助を要し、日中もベッド上での生活が主体であるが、座位を保つ
		1. 車いすに移乗し、食事、排泄はベッドから離れて行う
		2. 介助により車いすに移乗する
	ランクC	1日中ベッド上で過ごし、排泄、食事、着替えにおいて介助を要する
		1. 自力で寝返りをうつ
		2. 自力では寝返りもうてない

表21 認知症高齢者の日常生活自立度

ランク	判断基準	見られる症状・行動の例
Ⅰ	何らかの認知症を有するが、日常生活は家庭内及び社会的にほぼ自立している。	
Ⅱ	日常生活に支障を来たすような症状・行動や意思疎通の困難さが多少見られても、誰かが注意していれば自立できる。	
Ⅱa	家庭外で上記Ⅱの状態がみられる。	たびたび道に迷うとか、買物や事務、金銭管理などそれまでできたことにミスが目立つ等
Ⅱb	家庭内でも上記Ⅱの状態が見られる。	服薬管理ができない、電話の応対や訪問者との対応など一人で留守番ができない等
Ⅲ	日常生活に支障を来たすような症状・行動や意思疎通の困難さが見られ、介護を必要とする。	
Ⅲa	日中を中心として上記Ⅲの状態が見られる。	着替え、食事、排便、排尿が上手にできない、時間がかかる。やたらに物を口に入れる、物を拾い集める、徘徊、失禁、大声・奇声をあげる、火の不始末、不潔行為、性的異常行為等
Ⅲb	夜間を中心として上記Ⅲの状態が見られる。	ランクⅢaに同じ
Ⅳ	日常生活に支障を来たすような症状・行動や意思疎通の困難さが頻繁に見られ、常に介護を必要とする。	ランクⅢに同じ
M	著しい精神症状や問題行動あるいは重篤な身体疾患が見られ、専門医療を必要とする。	せん妄、妄想、興奮、自傷・他害等の精神症状や精神症状に起因する問題行動が継続する状態等

主治医意見書①

0305

市区町村コード 2 2 1 3 0
管理市町村コード 2 2 1 3 0
申請日 　年　月　日

対象者番号 □□□□□□□□□□
医師番号 □□□□□□□□
記入日 2 0 2 2 年 1 1 月 1 8 日
調査回目 0 1 回

（ふりがな）○○ ○○
申請者　○○ ○○
　昭和22年 5月24日生（75歳）　男・女

上記の申請に関する意見は以下の通りです。
主治医として、本意見書が介護サービス計画作成等に利用されることに ☑同意する　□同意しない

医師氏名　○○ ○○
医療機関名　○○病院
医療機関所在地　○○市○○町1番地
連絡先（　　）
電話（　　）
FAX（　　）

(1) 最終診察日　令和4年11月1日
(2) 意見書作成回数　☑初回　□2回目以上
(3) 他科受診の有無
□有　☑無
有の場合 □内科 □精神科 □外科 □整形外科 □脳神経外科 □皮膚科 □泌尿器科
□婦人科 □眼科 □耳鼻咽喉科 □リハビリテーション科 □歯科 □その他

1. 傷病に関する意見

(1) 診断名（特定疾病または生活機能低下の直接の原因となっている傷病名については1.に記入）及び発症年月
1. 右大腿骨頚部骨折（手術後）　発症年月日 （令和4年 3月12日 頃）
2. 認知症　発症年月日 （令和1年　月　日 頃）
3. 　　　　　発症年月日 （　年　月　日 頃）

(2) 症状としての安定性　☑安定　□不安定　□不明
（「不安定」とした場合、具体的な状況を記入）

(3) 生活機能低下の直接の原因となっている傷病または特定疾病の経過及び投薬内容を含む治療内容
[最近（概ね6ヶ月以内）介護に影響のあったもの及び特定疾病についてはその診断の根拠等について記入]
令和4年3月12日に転倒して受傷。右大腿骨頚部骨折にて手術後にリハビリも行ったが、認知症のための十分な回復がなく現在は車椅子移動の状況にある。ベッドから車椅子への移乗はおおむね自立しているが、危険予

（欄外注釈）

- できるだけ直近の日を記載する。（直近の記録が乏しいことも多い）
- 同意を基本とするのがよい。（申請者の同意は申請段階で確認されている）
- 主治医（医療機関）としての作成回数を記入する。
- さわめて重要なポイントである！ここに「廃用症候群」や「認知症」といった介護の手間が推察できる傷病名を書くことが大切である。
- 急性期病院での治療期間（リハビリを始めたばかりで回復の可能性が高い状況なども含む）は「不安定」となりやすい。
- 最も重要な所見記載欄となる！詳細な病名・手術術式等の記載

2 特別な医療	(過去14日以内に受けた医療のすべてにチェック) 処置内容 □点滴の管理 □中心静脈栄養 □透析 □ストーマの処置 □酸素療法 □レスピレーター □気管切開の処置 □疼痛の看護 □経管栄養 特別な対応 □モニター測定(血圧、心拍、酸素飽和度 等) □褥瘡の処置 失禁への対応 □カテーテル(コンドームカテーテル、留置カテーテル等)	
3 心身の状態に関する意見	(1) 日常生活の自立度等について ・障害高齢者の日常生活自立度(寝たきり度) □自立 □J1 □J2 □A1 □A2 ☑B1 □B2 □C1 □C2 ・認知症高齢者の日常生活自立度 □自立 □I □IIa □IIb ☑IIIa □IIIb □IV □M (2) 認知症の中核症状 (認知症以外の疾患で同様の症状を認める場合を含む) ・短期記憶 □問題なし ☑問題あり ・日常の意思決定を行うための認知能力 □自立 □いくらか困難 ☑見守りが必要 □判断できない ・自分の意思の伝達能力 □伝えられる □いくらか困難 ☑具体的要求に限られる □伝えられない (3) 認知症の行動・心理症状 (BPSD) (該当する項目全てチェック：認知症以外の疾患で同様の症状を認める場合を含む) ☑無 □有 [□幻視・幻聴 □妄想 □昼夜逆転 □暴言 □暴行 □介護への抵抗 □徘徊 　　　　　　□火の不始末 □不潔行為 □異食行動 □性的問題行動 □その他( ) (4) その他の精神・神経症状 ☑無 □有 →[症状名： 専門医受診の有無 □有(科) □無]	

図19 介護保険主治医意見書 (浜松市)

主治医意見書②

市区町村コード 2 2 1 3 0　　対象者番号 □□□□□□□　0336

記入日 2022 年 11 月 18 日

3 心身の状態に関する意見

(5) 身体の状態

利き腕 ☑右 □左

身長 = 168 cm　体重 = 62 kg　過去6ヶ月の体重の変化 □増加 ☑維持 □減少

> 身長・体重は肥満度の評価とともに、栄養状態の目安にもなる。①過去6カ月の体重減少（おおむね3%以上）、②BMIが18.5未満、③血清アルブミン値 3.5g/dL未満のうちどれ一つでもあれば栄養状態は「不良」とされる。

- □四肢欠損 （部位：　）
- □麻痺
  - □右上肢 （程度：□軽 □中 □重）
  - □右下肢 （程度：□軽 □中 □重）
  - □その他 （部位：　）（程度：□軽 □中 □重）
  - □左上肢 （程度：□軽 □中 □重）
  - □左下肢 （程度：□軽 □中 □重）
- ☑筋力の低下 （部位：右下肢　）（程度：□軽 ☑中 □重）
- □関節の拘縮 （部位：　）（程度：□軽 □中 □重）
- □関節の痛み （部位：　）（程度：□軽 □中 □重）
- □失調・不随意運動 ・上肢 □右 □左 ・下肢 □右 □左 ・体幹 □右 □左
- □褥瘡 （部位：　）（程度：□軽 □中 □重）
- □その他の皮膚疾患 （部位：　）（程度：□軽 □中 □重）

> 利き腕と麻痺・筋力低下・関節拘縮等の状況が介護の手間に関係する。

4 生活機能とサービスに関する意見

(1) 移動

- 屋外歩行 □自立 □介助があればしている ☑していない
- 車いすの使用 □用いていない ☑主に自分で操作している □主に他人が操作している
- 歩行補助具・装具の使用（複数選択可） □用いていない ☑屋外で使用 □屋内で使用

(2) 栄養・食生活

- 食事行為 ☑自立ないし何とか自分で食べられる □全面介助
- 現在の栄養状態 ☑良好 □不良
- →栄養・食生活上の留意点（　）

> 身長・体重は肥満度の評価とともに、栄養状態の目安になる。

(3) 現在あるかまたは今後発生の可能性の高い状態とその対処方針

- □尿失禁 ☑転倒・骨折 ☑移動能力の低下 □褥瘡 □心肺機能の低下 □閉じこもり ☑意欲低下 □徘徊
- □低栄養 □摂食・嚥下機能低下 □脱水 □易感染性 □がん等による疼痛 □その他（　）
- →対処方針（　）

(4) サービス利用による生活機能の維持・改善の見通し

☑期待できる　□期待できない　□不明

> 現在の状態から勘案して、おおむね3〜6カ月間、予防給付を利用した場合の生活機能の維持改善が期待できるか？（傷病の病状としての見通しではない）

に関する意見

(5) 医学的管理の必要性（特に必要性の高いものには下線を引いて下さい。予防給付により提供されるサービスを含みます。）
- ☐ 訪問診療　☐ 訪問看護　☐ 訪問薬剤管理指導　☐ 訪問歯科診療
- ☐ 訪問リハビリテーション　☐ 短期入所療養介護　☐ 訪問歯科衛生指導
- ☑ 通所リハビリテーション　☑ 老人保健施設　☐ 訪問歯科栄養食事指導　☐ 介護医療院
- ☐ その他の医療系サービス（　　　　　　　　）　☐ 特記すべき項目なし

各サービス、各施設の概要と特徴は理解しておきたい。

(6) サービス提供時における医学的観点からの留意事項（該当するものを選択するとともに、具体的に記載）
- ☑ 血圧（血圧の変動　　　）　☐ 摂食（　　　　　）　☐ 嚥下（　　　　　）
- ☑ 移動（転倒リスク　　　）　☐ 運動（　　　　　）
- ☐ その他（　　　　　　　　　　　　　　）　☐ 特記すべき項目なし

(7) 感染症の有無（有の場合は具体的に記入して下さい）
- ☑ 無　　☐ 有（　　　　　　　　）　☐ 不明

日常の診療から知り得た感染症情報を記載する。（感染症の種類について明確な定義はなく、新たな検査を求めるものでもない）

5 特記すべき事項

要介護認定及び介護サービス計画作成時に必要な医学的なご意見を含め記載して下さい。特に、介護に要する手間に影響する事項について記載して下さい。なお、専門医等に別途意見を求めた場合はその内容、結果も記載して下さい。（情報提供書や障害者手帳の申請に用いる診断書等の写しを添付して頂いても結構です。）

入院をきっかけに認知症の進行が著しく、ADL も大きく低下したことで、自宅での介護・対応が困難な状況にある。とくに、危険予知能力が乏しいことから、転倒・転落のリスクが非常に高い。夜間の睡眠は保たれているものの、日中を中心に周りからの見守りが一定程度必要な状況にある。現状として、老健へのショートステイでの対応などが望ましいと考える。

「傷病に関する意見」欄で十分記述できなかったことや、介護の手間を推察できる観察所見などを記載する。コンピュータによる一次判定では拾われにくい所見等を記載するとよい。

（図19のつづき）

介護保険主治医意見書問診票

記入日 令和　年　月　日

患者氏名	男・女	生年月日　明・大・昭　年　月　日　（　歳）
記入者	続柄	電話番号

ケアプランを依頼しているところ（事業者名がわかれば記入してください。）

> 申請後、介護を必要とする方の心身の状況を把握している家族等が速やかに記入して、主治医に提出してください。

1. 介護保険の認定を受けていますか？
   - ☐ いない（新規申請）
   - ☐ いる（更新申請、区分変更申請）
     前回の介護度は？　要支援 ☐1、☐2　　要介護 ☐1、☐2、☐3、☐4、☐5

2. 介護保険の認定を受けようと思った理由は何ですか？（複数回答可）
   - ☐ 身体が不自由になったから
   - ☐ 認知症の症状があるから
   - ☐ 膝、腰が悪くなったから
   - ☐ 脳出血、脳梗塞等になったから
   - ☐ 障がいの認定を受けているから
   - ☐ がんになったから
   - ☐ その他 [　　　　　　　　　　　　　]

3. 他の先生（医師・医院）にかかっていますか？　　☐ かかっている　　☐ かかっていない
   3-1 かかっている場合は、診察科は何ですか？
   - ☐ 内科　☐ 精神科　☐ 外科　☐ 整形外科　☐ 脳神経外科　☐ 皮膚科　☐ 泌尿器科
   - ☐ 婦人科　☐ 眼科　☐ 耳鼻咽喉科　☐ リハビリテーション科　☐ 歯科　☐ その他
     　　　　　　　　　　　　　　　　　　　　　　　　　　　　　　　　　　（　　　　　科）

4. 心身の状態について
   4-1 からだの不自由なところはありますか？　次の状態のうち、あてはまると思うところにレ印をつけてください。
   - ☐ からだの不自由なところはまったくない。
   - ☐ からだが多少不自由であるが、バスやタクシーなどを利用して一人で外出できる。
   - ☐ からだが多少不自由であるが、隣り近所なら歩いて外出できる。
   - ☐ 一人での外出はむずかしいが、家の中ではだいたい身のまわりのことはできる。
   - ☐ 介助してもらっても外出そのものが少ないし、家の中では横になっていることが多い。
   - ☐ 車いすが必要な生活であるが、食事やトイレは人の手を借りずにできる。
   - ☐ 車いすに乗り降りするのも一人ではむずかしい。座っていることはできる。
   - ☐ 一日中ベッドの生活であり排泄、食事、着替えで人の手がかかるが、寝返りはうてる。
   - ☐ 一日中ベッドの生活であり排泄、食事、着替えで人の手がかかり、寝返りもうてない。

   4-2 認知症の進み具合についておたずねします。次の状態のうち、あてはまると思うところにレ印をつけてください。
   - ☐ 認知症はない。
   - ☐ 物忘れなど、少し精神面のおとろえはあるが、一応一人でも生活できる。
   - ☐ 家の外に出ると、ときどき道に迷ったり、買い物でおつりを間違えたりする。
   - ☐ 家の中でも薬を飲み忘れたり、電話や来客の対応ができない。
   - ☐ 日中、トイレで不始末をしたり、理由もなく外へ出歩いてしまったりすることがある。
   - ☐ 夜間、トイレで不始末をしたり、外へ出歩いてしまったりして、家族が起こされる。
   - ☐ 昼も夜も目が離せず、家族がおちついて眠ることもできない。
   - ☐ 被害妄想、暴力、落ち込みなどがひどく、家族の手におえない。

   4-3 理解したり記憶したりすることについておたずねします。
   - ・物忘れはありますか？　　　　　☐ はい　　☐ いいえ
   - ・日常生活でものごとを自分で決める（判断する）ことができますか？
     ☐ できる　　☐ だいたいできる　　☐ あまりできない　　☐ まったくできない
   - ・自分のしてほしいこと、ほしくないことは、きちんと伝えられますか？
     ☐ 伝わる　　☐ だいたい伝わる　　☐ あまり伝わらない　　☐ まったく伝わらない

図20　浜松市の「介護保険主治医意見書問診票」

5. 問題行動についておたずねします。
   - 実際にはいない人や、虫、動物などが見えると言うことがありますか？ → （ある・ときどきある・ない）
   - 実際にはいない人の声や、物音が聞こえると言うことがありますか？ → （ある・ときどきある・ない）
   - 金品などを盗まれたなど、実際にはないことを言うことがありますか？ → （ある・ときどきある・ない）
   - 昼間寝て、夜騒ぐことがありますか？ ……………………………… → （ある・ときどきある・ない）
   - 介護する人などに暴言をはくことがありますか？ ……………… → （ある・ときどきある・ない）
   - 介護する際に抵抗して、世話ができないことがありますか？ ……… → （ある・ときどきある・ない）
   - 目的もなく出歩き、迷子になったりすることがありますか？ ……… → （ある・ときどきある・ない）
   - ガスの消し忘れなど、火の不始末がありますか？ ……………… → （ある・ときどきある・ない）
   - 便をこねたり、下着を何日も替えないなど不潔な行動がありますか？ → （ある・ときどきある・ない）
   - 紙や消しゴムなど通常食べられないものを食べることがありますか？ → （ある・ときどきある・ない）
   - 性的問題行動がありますか？ …………………………………… → （ある・ときどきある・ない）

6. きき腕は？　□右　□左　　身長は？（　　　）cm
   体重は？（　　　）kg　過去6ヶ月の体重の変化は？　□増加　□維持　□減少
   関節に痛いところはありますか？（日常生活に支障をきたす程度の関節の痛みがある状態）
   　□肩　　□股　　□肘　　□膝　　□その他（　　　　　　　　　）

7. 日常生活での移動状態についておたずねします。
   - 屋外歩行について　次の状態のうち、あてはまると思うところに1つレ印をつけてください。
     □ 自分だけで屋外を歩いている。（歩行補助具や装具・義足を用いている場合も含む）
     □ 介護する人と一緒に屋外を歩いている。（直接介助されている場合、あるいはそばで見守っている場合も含む）
     □ 屋外歩行をしていない。（歩こうとすれば歩けるが実際は歩いていない場合、訓練のときだけ屋外歩行している場合、車いすで屋外を移動している場合も含む）
   - 車いすの使用について　次の状態のうち、あてはまると思うところに1つレ印をつけてください。
     □ まったく用いていない。
     □ 車いすを用いることがあり、主に自分で操作している。（こいでいる）
     □ 車いすを用いることがあり、主に他人が操作している。（押してもらう。介護する人が見守っている場合も含む）
   - 歩行補助具（杖・シルバーカー等）、装具の使用について（どちらか一方使用も含む。義足使用は含みません。）
     □ 日常生活ではまったく用いていない。（訓練歩行のときだけは使っている場合も含む）
     □ 日ごろ、屋外歩行のときに使用している。（遠くへ出かけるときだけの使用のように、ときどき使用している場合も含む）
     □ 日ごろ、家の中で使用している。（家事のときだけ使用のように、特定の生活行為を行うときのみ使用している場合も含む）
     □ 日ごろ、屋外歩行のときと、家の中と両方で使用している。

8. 栄養・食生活についておたずねします。
   - 食事行為について
     □ 自分ひとりで食べることができる。見守り・励ましにより、何とか自分で食べることができる。
     □ 他の者の全面的な介助が必要である。
   - 現在の栄養状態について（日ごろの食事行為、食事の量、食欲、顔色や全身の状態から総合的に判断してください。）
     □ 良い　　□ 良くない

9. 介護保険で今利用している医療系サービスすべてにレ印をつけてください。
   □ 医師が家庭訪問して診察している。
   □ 看護師が自宅を訪問している。
   □ リハビリの専門家が自宅を訪問している。
   □ 通所リハビリテーション（デイケア）にかよって、リハビリをしてもらっている。
   □ 病院（介護療養型医療施設）や介護老人保健施設（老人保健施設）に何日か泊まっている。
   □ 歯科医師が家庭訪問して診察している。
   □ 歯科衛生士が家庭訪問して、口の中の衛生について指導してくれる。
   □ 薬剤師が家庭訪問して薬の飲み方について教えてくれる。
   □ 栄養士が家庭訪問して食事のとり方について教えてくれる。

10. その他困っていることがありましたら記入してください。
    [　　　　　　　　　　　　　　　　　　　　　　　　　　　　　　　　]

（図20のつづき）

医師意見書

記入日　平成　　年　　月　　日

申請者	（ふりがな）	男・女	〒　　－
	明・大・昭・平　　年　　月　　日生（　　歳）		連絡先　　（　　）

上記の申請者に関する意見は以下の通りです。
主治医として本意見書がサービス等利用計画の作成に当たって利用されることに　□同意する。　□同意しない。
医師氏名＿＿＿＿＿＿＿＿＿＿＿＿＿＿＿＿＿
医療機関名＿＿＿＿＿＿＿＿＿＿＿＿＿＿＿＿＿　　　電話　　　（　　）＿＿＿＿＿
医療機関所在地＿＿＿＿＿＿＿＿＿＿＿＿＿＿＿　　FAX　　　（　　）＿＿＿＿＿

(1) 最 終 診 察 日	平成　　年　　月　　日
(2) 意見書作成回数	□初回　□2回目以上
(3) 他 科 受 診	□内科　□精神科　□外科　□整形外科　□脳神経外科　□皮膚科　□泌尿器科 □婦人科　□眼科　□耳鼻咽喉科　□リハビリテーション科　□歯科　□その他（　　　）

1. 傷病に関する意見

(1) 診断名（障害の直接の原因となっている傷病名については1. に記入）及び発症年月日

　　1.＿＿＿＿＿＿＿＿＿＿＿　　発症年月日（昭和・平成　　年　　月　　日頃）
　　2.＿＿＿＿＿＿＿＿＿＿＿　　発症年月日（昭和・平成　　年　　月　　日頃）
　　3.＿＿＿＿＿＿＿＿＿＿＿　　発症年月日（昭和・平成　　年　　月　　日頃）

　入院歴（直近の入院歴を記入）
　　1. 昭和・平成　　年　　月～　　年　　月（傷病名：　　　　　　　　　　　）
　　2. 昭和・平成　　年　　月～　　年　　月（傷病名：　　　　　　　　　　　）

(2) 症状としての安定性　［不安定である場合、具体的な状況を記入。
　　　　　　　　　　　　特に精神疾患・難病については症状の変動についてわかるように記入。］

(3) 障害の直接の原因となっている傷病の経過及び投薬内容を含む治療内容

2. 身体の状態に関する意見

(1) 身体情報	利き腕（□右　□左）　身長＝　　cm　体重＝　　kg（過去6ヶ月の体重の変化　□増加　□維持　□減少）
(2) 四肢欠損	（部位：　　　　　　　　　　　　　　　）
(3) 麻痺	右上肢　（程度：□軽　□中　□重）　　左上肢　（程度：□軽　□中　□重） 右下肢　（程度：□軽　□中　□重）　　左下肢　（程度：□軽　□中　□重） その他　（部位：　　　　　　　　　　　　　　　　　程度：□軽　□中　□重）
(4) 筋力の低下	（部位：　　　　　　　　　　　　　程度：□軽　□中　□重） （過去6ヶ月の症状の変動　□改善　□維持　□増悪）
(5) 関節の拘縮	肩関節　右（程度：□軽　□中　□重）　左（程度：□軽　□中　□重） 肘関節　右（程度：□軽　□中　□重）　左（程度：□軽　□中　□重） 股関節　右（程度：□軽　□中　□重）　左（程度：□軽　□中　□重） 膝関節　右（程度：□軽　□中　□重）　左（程度：□軽　□中　□重） その他　（部位：　　　　　　　　　　　　　　　程度：□軽　□中　□重）
(6) 関節の痛み	（部位：　　　　　　　　　　　　　程度：□軽　□中　□重） （過去6ヶ月の症状の変動　□改善　□維持　□増悪）
(7) 失調・不随意運動	上肢　右（程度：□軽　□中　□重）　左（程度：□軽　□中　□重） 体幹　　（程度：□軽　□中　□重） 下肢　右（程度：□軽　□中　□重）　左（程度：□軽　□中　□重）
(8) 褥瘡	（部位：　　　　　　　　　　　　　程度：□軽　□中　□重）
(9) その他の皮膚疾患	（部位：　　　　　　　　　　　　　程度：□軽　□中　□重）

図21　障害者総合支援法による医師意見書

3. 行動及び精神等の状態に関する意見

（1）行動上の障害
- □昼夜逆転　□暴言　□自傷　□他害　□支援への抵抗　□徘徊
- □危険の認識が困難　□不潔行為　□異食　□性的逸脱行動　□その他（　　　　）

（2）精神症状・能力障害二軸評価　　〈判定時期　平成　　年　　月〉
- 精神症状評価　□1　□2　□3　□4　□5　□6
- 能力障害評価　□1　□2　□3　□4　□5

（3）生活障害評価　　〈判定時期　平成　　年　　月〉
- 食事　　□1　□2　□3　□4　□5　　　生活リズム　□1　□2　□3　□4　□5
- 保清　　□1　□2　□3　□4　□5　　　金銭管理　　□1　□2　□3　□4　□5
- 服薬管理　□1　□2　□3　□4　□5　　対人関係　　□1　□2　□3　□4　□5
- 社会的適応を妨げる行動　□1　□2　□3　□4　□5

（4）精神・神経症状
- □意識障害　□記憶障害　□注意障害　□遂行機能障害
- □社会的行動障害　□その他の認知機能障害　□気分障害（抑うつ気分、軽躁／躁状態）
- □睡眠障害　□幻覚　□妄想　□その他（　　　　　　）
- 専門科受診の有無　□有（　　　　　　　）　□無

（5）てんかん
- □週1回以上　□月1回以上　□年1回以上

4. 特別な医療（現在、定期的あるいは頻回に受けている医療）

- 処置内容　　□点滴の管理　□中心静脈栄養　□透析　□ストーマの処置
- 　　　　　　□酸素療法　□レスピレーター　□気管切開の処置　□疼痛の管理
- 　　　　　　□経管栄養（胃ろう）　□喀痰吸引処置（回数　　回／日）　□間歇的導尿
- 特別な対応　□モニター測定（血圧、心拍、酸素飽和度等）　□褥瘡の処置
- 失禁への対応　□カテーテル（コンドームカテーテル、留置カテーテル 等）

5. サービス利用に関する意見

（1）現在、発生の可能性が高い病態とその対処方針
- □尿失禁　□転倒・骨折　□徘徊　□褥瘡　□嚥下性肺炎　□腸閉塞
- □易感染性　□心肺機能の低下　□疼痛　□脱水　□行動障害　□精神症状の増悪
- □けいれん発作　□その他（　　　　　　　　　）
- →　対処方針（　　　　　　　　　　　　　　　　　　　　　　　　　　）

（2）障害福祉サービスの利用時に関する医学的観点からの留意事項
- 血圧について　　（　　　　　　　　　　　　　　　　　　　　　　　）
- 嚥下について　　（　　　　　　　　　　　　　　　　　　　　　　　）
- 摂食について　　（　　　　　　　　　　　　　　　　　　　　　　　）
- 移動について　　（　　　　　　　　　　　　　　　　　　　　　　　）
- 行動障害について（　　　　　　　　　　　　　　　　　　　　　　　）
- 精神症状について（　　　　　　　　　　　　　　　　　　　　　　　）
- その他　　　　　（　　　　　　　　　　　　　　　　　　　　　　　）

（3）感染症の有無（有の場合は具体的に記入）
- □有（　　　　　　　　　　　　　　　）　□無　□不明

6. その他特記すべき事項

障害支援区分の認定やサービス等利用計画の作成に必要な医学的なご意見等をご記載してください。なお、専門医等に別途意見を求めた場合はその内容、結果も記載してください。（情報提供書や身体障害者申請診断書の写し等を添付して頂いても結構です。）

（図21のつづき）

11 障害基礎年金・障害厚生年金診断書

概要説明

　障害年金(障害基礎年金・障害厚生年金)診断書を記載するにあたり，公的年金制度に関する基本的事項をある程度理解しておくことが必要となる。日本では昭和61年に基礎年金制度が導入され，20歳以上・60歳未満の国内に住所を有するすべての人に国民年金への加入が義務づけられた。国民年金の被保険者には「第1号被保険者(自営業者等)」「第2号被保険者(サラリーマン等)」「第3号被保険者(サラリーマン等の被扶養配偶者)」があり，第2号被保険者は雇用団体(会社または公的機関等)による厚生年金にも加入していて「2階建ての年金制度」で守られている。ちなみに，第2号被保険者と第3号被保険者の国民年金保険料は，第2号被保険者が納付する厚生年金保険の(支払い)保険料に含まれている。

　公的年金(国民年金・厚生年金)には老齢給付，障害給付，遺族給付の3種類があり，厚生年金保険の被保険者(第2号被保険者)には，国民年金による「老齢基礎年金」「障害基礎年金」「遺族基礎年金」に，厚生年金としての「老齢厚生年金」「障害厚生年金」「遺族厚生年金」が原則上乗せされることになる(実際には，老齢基礎年金に遺族厚生年金が上乗せされたり，障害厚生年金が単独で支給されたりする)。

　障害給付においては，障害の原因となった傷病の初診日における加入制度によって，国民年金からは(障害等級が)1級または2級の障害基礎年金が，厚生年金からは障害基礎年金に上乗せされる1級または2級の障害厚生年金が支給されるほか，国民年金の障害基礎年金が支給されない場合でも，一定の障害の状態にあれば3級の障害厚生年金または障害手当金(一時金)が支給される(**表22**)。

表22　国民年金・厚生年金保険の障害給付

障害の程度	初診日に国民年金に加入 (第1号・第3号の被保険者)	初診日に国民年金と厚生年金保険に加入 (第2号被保険者)
1級	1級の障害基礎年金	1級の障害基礎年金と1級の障害厚生年金
2級	2級の障害基礎年金	2級の障害基礎年金と2級の障害厚生年金
3級	―	3級の障害厚生年金
3級より軽症	―	障害手当金

障害基礎年金・障害厚生年金または障害手当金を受け取るためには，1）障害の原因となった傷病の初診日（一部発病日の場合もある）が国民年金または厚生年金保険の被保険者期間中であること，2）初診日の前日までに一定の保険料納付要件を満たしていること，3）障害認定日において，障害の程度が政令で定められた一定の基準以上の状態にあることが必要となる。ただし，初診日に日本国内に住所のある60歳以上65歳未満の人で老齢基礎年金の待機者は，初診日に国民年金・厚生年金保険に加入している必要はない（ただし，その場合には障害基礎年金のみが支給される）。また，障害基礎年金・障害厚生年金または障害手当金は傷病により生じる障害の程度に応じて支給されることから，その判定には申請者からの年金請求書とともに医師による診断書提出が必要であり，その後，日本年金機構本部（障害年金センター）にて「障害等級表（**表23**）」に基づく認定対応がなされる仕組みになっている（障害年金基準［障害等級表］は直近で令和4年4月1日に一部改正された）。

　実際の障害年金（障害基礎年金・障害厚生年金）の給付には上記以外にも数多くの細則が設けられているので，詳細については関係文書を参照されたい。ここでは，医師に記載が求められる診断書の一例（眼の障害用）を提示する（**図22**）。

表23　障害年金給付における障害等級表

	障害の状態
障害の程度 1級	1. 次に掲げる視覚障害
	イ　両眼の視力がそれぞれ0.03以下のもの
	ロ　一眼の視力が0.04、他眼の視力が手動弁以下のもの
	ハ　ゴールドマン型視野計による測定の結果、両眼のⅠ/4視標による周辺視野角度の和がそれぞれ80度以下かつⅠ/2視標による両眼中心視野角度が28度以下のもの
	ニ　自動視野計による測定の結果、両眼開放視認点数が70点以下かつ両眼中心視野視認点数が20点以下のもの
	2. 両耳の聴力レベルが100デシベル以上のもの
	3. 両上肢の機能に著しい障害を有するもの
	4. 両上肢の全ての指を欠くもの
	5. 両上肢の全ての指の機能に著しい障害を有するもの
	6. 両下肢の機能に著しい障害を有するもの
	7. 両下肢を足関節以上で欠くもの
	8. 体幹の機能に座っていることができない程度又は立ちあがることができない程度の障害を有するもの
	9. 前各号に掲げるもののほか、身体の機能の障害又は長期にわたる安静を必要とする病状が前各号と同程度以上と認められる状態であって、日常生活の用を弁ずることを不能ならしめる程度のもの
	10. 精神の障害であって、前各号と同程度以上と認められる程度のもの
	11. 身体の機能の障害若しくは病状又は精神の障害が重複する場合であって、その状態が前各号と同程度以上と認められる程度のもの

■11 障害基礎年金・障害厚生年金診断書

障害の程度 2級	1. 次に掲げる視覚障害
	イ 両眼の視力がそれぞれ0.07以下のもの
	ロ 一眼の視力が0.08、他眼の視力が手動弁以下のもの
	ハ ゴールドマン型視野計による測定の結果、両眼のⅠ/4視標による周辺視野角度の和がそれぞれ80度以下かつⅠ/2視標による両眼中心視野角度が56度以下のもの
	ニ 自動視野計による測定の結果、両眼開放視認点数が70点以下かつ両眼中心視野視認点数が40点以下のもの
	2. 両耳の聴力レベルが90デシベル以上のもの
	3. 平衡機能に著しい障害を有するもの
	4. そしゃくの機能を欠くもの
	5. 音声又は言語機能に著しい障害を有するもの
	6. 両上肢のおや指及びひとさし指又は中指を欠くもの
	7. 両上肢のおや指及びひとさし指又は中指の機能に著しい障害を有するもの
	8. 一上肢の機能に著しい障害を有するもの
	9. 一上肢の全ての指を欠くもの
	10. 一上肢の全ての指の機能に著しい障害を有するもの
	11. 両下肢の全ての指を欠くもの
	12. 一下肢の機能に著しい障害を有するもの
	13. 一下肢を足関節以上で欠くもの
	14. 体幹の機能に歩くことができない程度の障害を有するもの
	15. 前各号に掲げるもののほか、身体の機能の障害又は長期にわたる安静を必要とする病状が前各号と同程度以上と認められる状態であって、日常生活が著しい制限を受けるか、又は日常生活に著しい制限を加えることを必要とする程度のもの
	16. 精神の障害であって、前各号と同程度以上と認められる程度のもの
	17. 身体の機能の障害若しくは病状又は精神の障害が重複する場合であって、その状態が前各号と同程度以上と認められる程度のもの
障害の程度 3級 （厚生年金 保険のみ）	1. 次に掲げる視覚障害
	イ 両眼の視力がそれぞれ0.1以下に減じたもの
	ロ ゴールドマン型視野計による測定の結果、両眼のⅠ/4視標による周辺視野角度の和がそれぞれ80度以下に減じたもの
	ハ 自動視野計による測定の結果、両眼開放視認点数が70点以下に減じたもの
	2. 両耳の聴力が、40センチメートル以上では通常の話声を解することができない程度に減じたもの
	3. そしゃく又は言語の機能に相当程度の障害を残すもの
	4. 脊柱の機能に著しい障害を残すもの
	5. 一上肢の3大関節のうち、2関節の用を廃したもの
	6. 一下肢の3大関節のうち、2関節の用を廃したもの
	7. 長管状骨に偽関節を残し、運動機能に著しい障害を残すもの
	8. 一上肢のおや指及びひとさし指を失ったもの又はおや指若しくはひとさし指を併せ一上肢の3指以上を失ったもの
	9. おや指及びひとさし指を併せ一上肢の4指の用を廃したもの
	10. 一下肢をリスフラン関節以上で失ったもの

（表23のつづき）

	11. 両下肢の10趾の用を廃したもの	
	12. 前各号に掲げるもののほか、身体の機能に、労働が著しい制限を受けるか、又は労働に著しい制限を加えることを必要とする程度の障害を残すもの	
	13. 精神又は神経系統に、労働が著しい制限を受けるか、又は労働に著しい制限を加えることを必要とする程度の障害を残すもの	
	14. 傷病が治らないで、身体の機能又は精神若しくは神経系統に、労働が制限を受けるか、又は労働に制限を加えることを必要とする程度の障害を有するものであって、厚生労働大臣が定めるもの	
障害手当金 (厚生年金 保険のみ)	1. 両眼の視力がそれぞれ0.6以下に減じたもの	
	2. 1眼の視力が0.1以下に減じたもの	
	3. 両眼のまぶたに著しい欠損を残すもの	
	4. 両眼による視野が2分の1以上欠損したもの、ゴールドマン型視野計による測定の結果、Ⅰ/2視標による両眼中心視野角度が56度以下に減じたもの又は自動視野計による測定の結果、両眼開放視認点数が100点以下若しくは両眼中心視野視認点数が40点以下に減じたもの	
	5. 両眼の調節機能及び輻輳機能に著しい障害を残すもの	
	6. 1耳の聴力が、耳殻に接しなければ大声による話を解することができない程度に減じたもの	
	7. そしゃく又は言語の機能に障害を残すもの	
	8. 鼻を欠損し、その機能に著しい障害を残すもの	
	9. 脊柱の機能に障害を残すもの	
	10. 一上肢の3大関節のうち、1関節に著しい機能障害を残すもの	
	11. 一下肢の3大関節のうち、1関節に著しい機能障害を残すもの	
	12. 一下肢を3センチメートル以上短縮したもの	
	13. 長管状骨に著しい転位変形を残すもの	
	14. 一上肢の2指以上を失ったもの	
	15. 一上肢のひとさし指を失ったもの	
	16. 一上肢の3指以上の用を廃したもの	
	17. ひとさし指を併せ一上肢の2指の用を廃したもの	
	18. 一上肢のおや指の用を廃したもの	
	19. 一下肢の第1趾又は他の4趾以上を失ったもの	
	20. 一下肢の5趾の用を廃したもの	
	21. 前各号に掲げるもののほか、身体の機能に、労働が制限を受けるか、又は労働に制限を加えることを必要とする程度の障害を残すもの	
	22. 精神又は神経系統に、労働が制限を受けるか、又は労働に制限を加えることを必要とする程度の障害を残すもの	

(表23のつづき)

◆ 障害年金にかかわる各種用語の説明

詳細については、厚生労働省資料「年金制度の仕組みと考え方［第12 障害年金］」(https://www.mhlw.go.jp/stf/nenkin_shikumi_012.html)、日本年金機構「障害年金の制度」(https://www.nenkin.go.jp/service/jukyu/shougainenkin/index.html)、社会保険研究所「障害年金と診断書 障害基礎年金・障害厚生年金」(年友企画)などを

参照されたい。

* 障害手当金：
  厚生年金保険の被保険者期間中に初診日があり，初診日のある月の前々月までの国民年金の被保険者期間のうち3分の2以上の保険料納付済期間（免除期間も含む）があることを前提として，初診日から5年以内に傷病が治り，障害手当金を受けられる程度の障害が残った場合に一時金として支給される。

* 保険料納付要件：
  初診日の前日において，（初診日に60歳以上65歳未満の老齢基礎年金の待機者を含め）初診日のある月の前々月までの国民年金に加入しなければならない期間のうち3分の2以上の期間が，①保険料を納めた期間，②保険料を免除された期間，または③学生納付特例・納付猶予制度の対象期間のいずれかの期間であること。

* 障害認定日：
  障害認定日とは，障害の認定を行うべき日のことをいい，請求する傷病の初診日から起算して1年6カ月が経過した日または1年6カ月以内にその「傷病が治った場合」においては治った日（症状が固定し，治療の効果が期待できない状態に至った日を含む）をいう。ここでの「傷病が治った場合」とは器質的欠損もしくは変形または機能障害を残している場合は，医学的に傷病が治ったとき，または，その症状が安定し長期にわたってその疾病の固定性が認められ，医療効果が期待し得ない状態に至った場合をいう。

医療文書記載時のコツとポイント

　障害年金（障害基礎年金・障害厚生年金）の支給に必要な診断書には，障害の部位（領域）によって8つの書式（「眼の障害用」「聴覚・鼻腔機能・平衡機能・そしゃく・嚥下・言語機能の障害用」「肢体の障害用」「精神の障害用」「呼吸器疾患の障害用」「循環器疾患の障害用」「腎疾患・肝疾患，糖尿病の障害用」「血液・造血器・その他の障害用」）が用意されている。それらの診断書は，図22で示すように，基本情報等からなる共通書式の部分と，傷病（障害領域）ごとに異なる「障害の状態」の記載欄で構成されている。そのなかでもとくに，傷病の発生年月日（不詳であることも含め），その傷病で初めて医師の診療を受けた日，障害認定日（傷病の初診日から起算して1年6カ月が経過した日または1年6カ月以内に傷病が治った日），診断書作成医療機関における初診年月日，障害の状態を現症として確認した日（多くは障害認定日），そし

て診断書記載日が重要となる。その理由は，障害年金の給付にあたり，障害の原因となった傷病の初診日から起算して1年6カ月が経過した日（または1年6カ月以内にその傷病が治った日）を「傷害認定日」と定義づけていることや，初診日までに一定の保険料納付要件が満たされていることを必須としているところにある。実際には，図22の事例のように初診日から1年6カ月過ぎたときには障害の程度が基準を満たしていなかったものの，その後，65歳に達する日の前日までに障害が悪化したため給付申請する「事後重症制度」や，すでに一定の障害（3級以下）にあった者が新たな傷病によって（障害を併合した場合）65歳に達する日の前日までに1・2級の障害状態となる「はじめて2級以上による障害年金」といった例外的な運用もある。なお，障害認定日のうち，先に述べた「傷病が治った日」の定義に関しては，喉頭全摘手術では手術日，四肢外傷で切断・離断した際は切断・離断した日，人工骨頭・人工関節手術では挿入・置換した日，心臓ペースメーカー・ICD・人工弁治療では装着した日とするという規定も別途あり注意が必要である。

　いずれにせよ，障害年金の給付を受けるにあたり，表23の障害等級表に合致していることは絶対的な要件であり，（当該診断書を作成する医師には）障害をきたす各傷病の進行度等に関する専門的知識が一定程度必要である。ただし，障害年金制度では診断書作成の医師を指定していない（精神の障害用は精神保健指定医が望ましいとされている）ことや，長期間の療養により（申請時には）他の医療機関での診療対応となっていることなどもあって，診断書記載を依頼される医師の負担は案外大きなものとなっている。

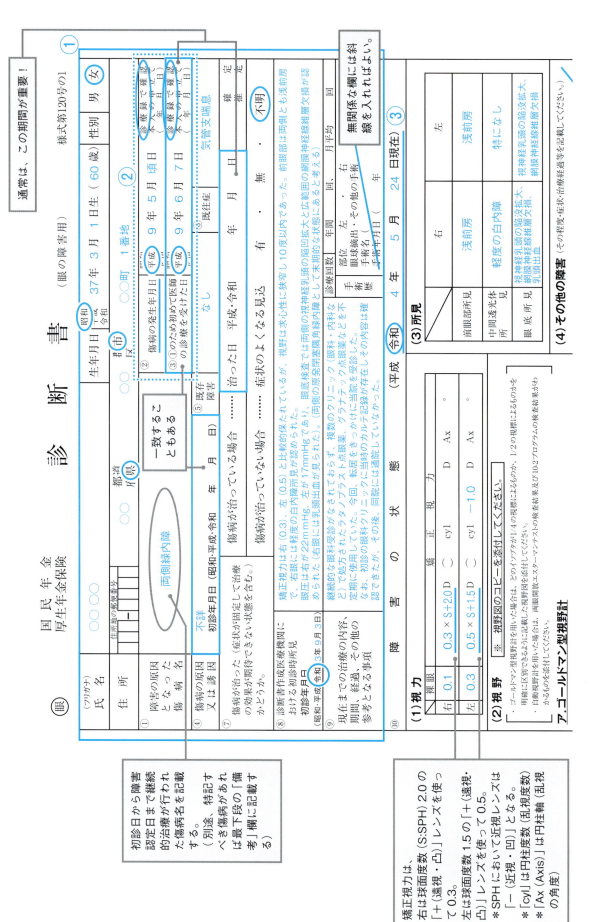

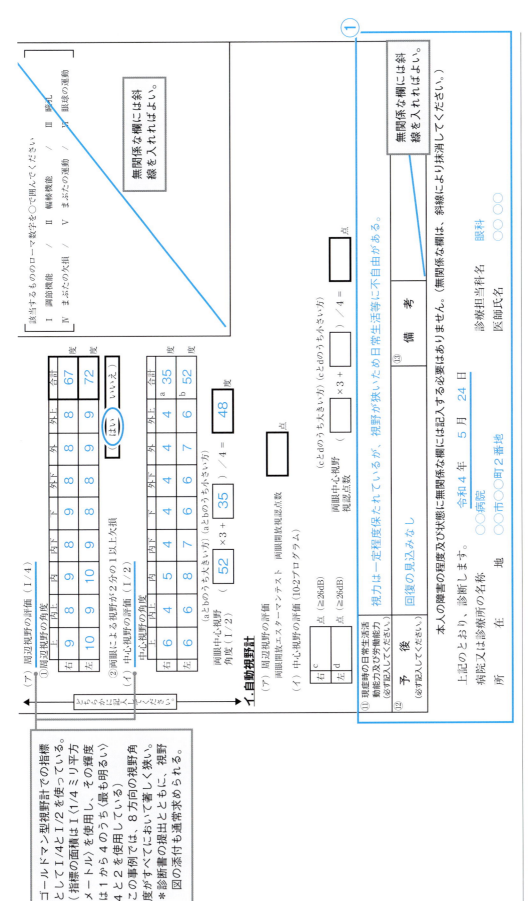

図22 障害年金診断書（眼の障害用）

Memo

　障害年金（障害基礎年金・障害厚生年金）は一度認定されれば原則生涯にわたり年金給付がなされることもあって，その認定判断にかかわる審査等のハードルはきわめて高い。障害基準を満たしていることは当然であるが，その根拠が不十分な場合には，診断書記載医への問い合わせがくることも珍しくない。また，自院に当初の診断医が不在で，専門外の医師が新たな診察・検査をせずに診断書を記載するような場合には，最下段の記述を「上記のとおり，診断します」から「上記のとおり，診療録に記載されていることを証明します」とする配慮なども必要となる。さらに，年金申請者（年金受給者）には後日「障害状態確認届（診断書）」や「現況届」などの提出が求められることがあり，その際に，担当医へ診断書記載の依頼がなされることもあることを知っておくとよい。

　そのほか，障害年金と関係する事項として，身体障害者手帳との関係や傷病手当金・労災障害給付との併給がよく話題になる。ここでは詳細な事項をすべて記載することはできないが，身体障害者手帳の有無は障害年金給付の可否と直接の関係はない。また，病気で休業中に（健康保険にて）休業4日目から1年6カ月まで支給される傷病手当金に関して，同一傷病名で厚生年金保険の障害厚生年金・障害手当金が支給された場合には，その時点で（1年6カ月を待たずに）傷病手当金が打ち切られる仕組みになっていることは知っておくとよい（障害年金優先：1年6カ月の間は傷病手当金のほうが高ければ差額補正される）。その一方で，労働災害での障害給付は傷病が治癒するまで補償され，障害年金の満額給付とともに（併給調整のもと）一定額の労災障害給付は続く。それ以外にも，20歳に達する前に初診日がある病気やけがで障害になった場合，20歳になった時点で（あるいはそれ以降の障害認定日に）障害の程度が1級または2級の状態にあれば障害基礎年金が支払われるという仕組みなどもあり，障害関連の社会保障・福祉制度の複雑性とその運用の難しさが感じられる。

12 診療録について

　医師事務作業補助者を含む事務職員等が医療文書を作成支援（代行入力）するにあたり，医師が記載する「診療録」の構造や項目内容などを理解しておくことが重要である。ここでは，医療文書を作成支援（代行入力）する際に，診療録の中から必要な情報を効率良く取り出すために知っておくとよい基本的事項を概説する。

診療録のあり方

　診療録とは，狭義では「医師が書いた診療記録」のことを指すが，近年は医師だけでなく看護師や薬剤師，管理栄養士，リハビリセラピストなど他職種の記録も重視されていることから，「診療記録」や「診療情報」として広義に捉える考え方が一般的である。また，診療録は医師のみが使用する記録（文書）ではなく，他の医療従事者や病院事務職員，患者・家族などによる利用・閲覧などにも耐えうるものでなければならない。したがって，日本語表記を原則としつつ，略語等を使用する際には，院内または当該診療科の中でその共通認識が十分図れる仕組みを確保しておきたい。

　診療録の記載に関しては，医師法第24条に「医師は，診療をしたときは，遅滞なく診療に関する事項を診療録に記載しなければならない」「前項の診療録であつて，病院又は診療所に勤務する医師のした診療に関するものは，その病院又は診療所の管理者において，その他の診療に関するものは，その医師において，五年間これを保存しなければならない」といった記述があることにも注意が必要である。

　ちなみに，診療録を書くべき理由は**表24**に示すとおりであるが，医師事務作業補助者を含む事務職員等が医療文書を作成支援（代行入力）するにあたり，診療録の記載内容が「他職種と情報共有を図るため」にわかりやすいものであることがきわめて大切である。

表24　診療録を書くべき理由

① 法的に定められているから
② 自身の判断・思考過程を記録として残すため
③ 指導・教育のため
④ 他職種と情報共有を図るため
⑤ 別の医師への情報伝達のため
⑥ 保険診療で「請求」の根拠として記録が求められるため
⑦ 紛争回避（説明したという証拠）のため
⑧ カルテ開示請求への対策として

■ 12 診療録について

診療録の構造

　昨今は電子カルテが普及しているが，紙カルテの時代から，診療録の様式は「1号紙」，「2号紙」，「3号紙」に分類されている。1号紙は保険者番号や被保険者証の記号・番号，保険者の所在地・名称，公費負担者番号，患者氏名，生年月日，性別，住所，職業，被保険者との続柄，傷病名，開始，終了，転帰などが記載された用紙であり，診療録の表紙的な役割を担っている。2号紙は左右に大きく二分され，左側には既往歴や原因，主要症状，経過等を，右側には処置や手術，処方等を記載する書式になっている。3号紙には診療報酬請求における点数等の種別や月日，負担額等が記載され，レセプト請求時の確認記録として位置づけられている。

　なお，電子カルテにおいては，1号紙・2号紙・3号紙がそれぞれ別のファイル（記録書式）で保管されていることは通常なく，前述したような記載事項等がさまざまな場所に記録・保管されているので，まずは医療文書の作成時に必要な情報がどこにあるのか確認（把握）しておくことが大切である。ただし，多くの場合，患者の基本情報については電子カルテ内の1画面（1ファイル）に集約化されているほか，2号紙に関してもメインの診療記録は（時系列に沿って）電子カルテ画面の左右に表記されているはずである。

＊　日本診療情報管理学会の「診療情報の記録指針2021」（https://jhim-e.com/pdf/data2021/recording_guide2021.pdf）には，（診療記録での）入院時の記載事項として「患者基本情報」「入院経路情報」「入院時診療情報」「入院時診察情報」「入院時のProblem情報」「入院時診療計画と入院時指示」「特記すべき情報」「入院時文書・書類の整備」があげられているが，患者基本情報と入院経路情報以外のものはほぼすべて「2号紙」に包含されていると言える。実際，入院中の診察記録や日々の看護記録だけでなく，入院診療計画書，看護計画，血液検査結果，画像診断報告書，処方箋記録，点滴指示書，侵襲的検査や手術等にかかわる説明書・同意書，麻酔記録，手術記録，リハビリテーション関連記録，各種カンファレンス記録，退院時サマリーにいたるまで，ほとんどの診療関連情報は広義での2号紙に記載されている。ただし，電子カルテのメイン画面では，医師や看護師等による日々の診療・ケア内容が時系列で優先的に表記されており，その他の記録や文書類は，それぞれ個別のフォルダに時系列で保管・管理されていることが多い。したがって，医療文書の作成支援（代行入力）に必要な情報（使用頻度が高い記録など）がすみやかに閲覧・確認できるように，各フォルダの表題表記に工夫を図ったり，わかりやすいフラグを付けたりして運用することも有用（現実的）である。そのような意味では，紙カルテのように診療内容全体を俯瞰できる（紙カ

ルテをパラパラめくりながら閲覧できる）環境は電子カルテには望めないものと考える。

診療録「2号紙」の読解に向けて

　生命保険会社等の診断書や証明書などを作成支援（代行入力）するにあたり，患者基本情報のほか傷病名，受診期間，入院期間，手術日，手術術式，病理組織診断名，各種コード類の転記が必要となるが，その作業は（それらの情報がどこに記録・保管されているかさえわかれば）比較的容易なものと考える。一方，指定難病などを含む慢性疾患や障害保障にかかわる診断書・意見書等の作成支援（代行入力）では，個々の症例の診療経過や治療経過などをある程度理解し把握できないと，当該文書（申請書類等）の正当性を行政職員や嘱託医などにしっかり伝えることができない。したがって，主に医師が記載する診療録（2号紙）の書式（様式）と実際の記載内容に関して一定程度理解できるようになりたい。

　とはいえ，診療録の本体とも言える「2号紙」に記載されている内容を理解するためには，ある程度の医学知識はやはり必要であろう。その際，病院事務職員として入職する前に大学や短大，専門学校等で医学にかかわる学習を少しでもしてきたか否かが大きな差になるとは考えるが，社会人として医療機関で働く以上，職場で必要とされる知識等を少しずつ増やしていくことはやはり大切である。その際，医師のように高度な専門知識を求められているわけでは当然なく，一般人でも知っておくと役立つレベルでの医療関連情報から関心がもてるとよい。なお，医療関連文書の作成支援にある程度慣れてきたら，看護学生あるいは看護師向けのわかりやすいテキストを読んでみることも有用であると考える。さらに，小児慢性特定疾病医療意見書や指定難病臨床調査個人票などの文書作成支援を依頼されるレベルになれば，当該領域のウェブサイトに比較的わかりやすい「疾患の説明」や診断基準などが記載されているので，少しずつ読み込んでいくとよい。おそらく，そのレベルになれば，身近な医師に堂々と質問ができるようになっているのではなかろうか？

◆ 初診時の情報収集

　医師が患者を初めて診察する際に情報収集する内容項目には以下のようなものがある。なお，これらの項目の多くは，問診票などを利用して診察前に情報収集されており，医師と患者との面談のなかで再確認がなされ記録として残される。ただし，外来診察の場面では詳細な情報収集ができないことも多く，後日（または入院後など）に看護師や薬剤師等による情報収集が再度行われ，記録内容の追記や修正等がなされることもよくある。

●主訴（Chief Complaint）　：診察の「きっかけ」であり，主たる訴え（愁訴）のこと
●既往歴（Past History）　：過去にかかった病気やアレルギー情報，手術歴・輸血歴など
●家族歴（Family History）：親族等の病気・死因など（遺伝性疾患などを含む）
●生活歴　　　　　　　　　：職業歴・喫煙歴・飲酒歴のほか，女性では妊娠・出産歴など
●薬剤服用歴　　　　　　　：現在（または過去に）内服・使用している（していた）薬剤の情報
●現病歴　　　　　　　　　：主訴に関連する一連の臨床経過情報
　　　　　　　　　　　　　　（いつ頃からどんな症状があり，どんな経過を歩んできたか，来院までに「前医の有無を含め」なんらかの治療が行われていたかなど）
●現症　　　　　　　　　　：身長・体重・体温・血圧・脈拍などのバイタル情報と診察所見
●検査結果　　　　　　　　：前医での検査結果や，診察時にわかっている検査結果など（画像情報等を含む）

◆ POMR（Problem-Oriented Medical Record）

　診療録の記載方法（記載手順）として，患者が抱える問題に目を向け，その解決に向けて実践する医療（Problem Oriented Medical：POM）内容を記録していくPOMRが従前より重視されてきた。近年は，入院前（治療前）に到達目標をあらかじめ定め，問題解決に向けて標準化されたアプローチのもと診療とケアを計画的に行うクリニカルパス（クリティカルパス）も多く活用されているが，POMRの概念は医療従事者にとって（関係者間の相互理解を深めるためにも）重要であることは間違いない。
　ちなみに，POMRは以下の4段階で成り立っている。

1）基礎情報（初診時の収集情報）から診療面での問題・課題を明らかにする。
2）問題リストを作成する。
3）問題リストごとに初期計画を立てる。
4）問題リストごとに患者の経過観察記録をSOAP形式で残し，必要に応じて新たな診療計画を立てて問題解決を図る。

＊　POMRのアプローチは看護領域で今も大原則となっている。
＊　SOAPについては**表25**を参照されたい。多くの電子カルテでは，日々の診療

録記載がSOAP形式で行われている。

表25　経過観察記録としてのSOAP

S（Subjective）	：患者の訴え・言葉（主観的叙述） （例）腹痛は軽減した。下痢はまだ続いている。
O（Objective）	：身体所見，検査成績（客観的事実） （例）下腹部に腫瘤を触れる。 　　　血圧160/78mmHg、白血球8700/μL
A（Assessment）	：評価・解釈・考察 （例）虫垂炎が疑われる。悪性腫瘍も否定できない。
P（Plan）	：計画策定 （例）食事を再開する。CT検査を依頼する。

◆ クリニカルパス

近年，急性期病院ではクリニカルパスが入院患者の30〜50％強で使用されている状況にある。クリニカルパス自体は，日常診療の標準化と職員間の情報共有，患者満足度の向上，業務の効率化などの面できわめて有用なツールであるが，医師事務作業補助者を含む事務職員にとっても比較的簡便に医療文書を作成支援できるという利点がある。実際，クリニカルパスは疾患ごと，あるいは手術術式ごとに作成されていることが多く，入院期間も定まっていることなどから，診断書・証明書等の記載や発行などが一般的に容易である。ただし，クリニカルパスが院内で統一された指示書として認識されすぎると，医師や看護師等の記録記載が乏しくなりがちであり，入院中の軽微な病状変化などが把握しにくいという一面もある。いずれにせよ，入職後間もない医師事務作業補助者が生命保険会社等の入院診断書・証明書を最初に作成支援（代行入力）する際には，入院期間が2，3日程度のクリニカルパス症例を意識的に選ぶことで良い練習材料になると思われる。

◆ 退院時サマリー

医師事務作業補助者を含む事務職員等が医療文書の作成支援（代行入力）を行う際に，長期入院患者の診療経過概要を短時間で把握することは必ずしも容易でない。とくに，電子カルテの場合，入院初日からの診療記録を順次見ていくのは必ずしも得策ではなく，退院時サマリーに入院中の経過等がコンパクトに要約記載されていれば，それを最初に読み解き概要をつかんでおくのが効率的であろう。ただし，医師によっては，担当患者の退院後，すみやかに退院時サマリーを記載することが習慣づいてい

■ 12 診療録について

ない者も存在する。先述したように，医師法第24条では「診療録の遅滞ない記載」を求めてはいるが，「退院時サマリー（退院時要約）」の作成は必ずしも法的に求められていないとも解釈できる。一方，「診療録管理体制加算1・2」を算定している病院であれば，全診療科で，退院時要約が全患者について退院後30日以内に作成されていることと，退院日の翌日から14日以内に9割以上の退院時要約が完成していることが施設基準として求められる。とはいえ，医師の働き方改革に向けたタスク・シフト／シェアの実践例として医師事務作業補助者が退院時サマリーを代行記載（代行入力）している施設も少なくなく，必ずしも精度が高い退院時サマリーばかりではない状況が現場では見受けられる。

　本来，退院時サマリーを作成する意味（理由）は，退院直後に病状の悪化などで患者が救急外来を受診した際に，担当医ではない医師が入院期間中の診療録を最初から読まなくても概要把握ができ，すみやかに必要な診療が行われるためのものである。実際，病棟での担当医が救急外来に毎回出向かなくてもその場で情報収集できることが大切であり，それこそが本来の医師の働き方改革に寄与するものであると考える。そういった意味では，担当医が退院時サマリーをよく書き忘れたり，（習慣的に）いつまでも書かないでいたりする施設においては，医師事務作業補助者が代行記載（代行入力）してでも完成しているほうが，救急外来で初めて診察する医師にとってはありがたいはずである。ただし，公的文書である診療録の本来のあり方として，退院時サマリーに必要な情報が正確に記載されていることはやはり重要である。したがって，病棟担当医であれ医師事務作業補助者であれ，後日の二次利用に耐えうる退院時サマリーを確実に記載し残しておく習慣を自施設の中でつけておきたい。そのことは，療養型病院などで，長期入院している患者での中間サマリーについても同様である。

診療録と個人情報

　医療機関（病院）では数多くの個人情報を取り扱っているが，病名や診療経過などが記載されている診療録には，他人に知られると精神的苦痛レベルの高い機微な個人情報が多く含まれている。医師事務作業補助者のように診療録を閲覧する機会が多い事務職員にとって，それら個人情報の取扱いにはとくに慎重な対応が必要となる。電子カルテを操作するのであれば，自身のIDとパスワードでログインすることが大原則であり，担当医を含む他人のIDでなりすまし作業を行わないことは当然のこととして，作成支援（代行入力）した医療文書等の印刷物にも慎重な対応配慮がなされるべきである。実際，医療文書を作成支援（代行入力）した際に担当医の承認をもらい最終完成するまでの運用プロセスにおいて，下書き作業などでコピー印刷などを行いがちだが，メモ用紙的な使用文書であっても紛失等は絶対にあってはならない。個人

情報が記載されている（含まれている）紙文書については，それらが不要になった時点で確実にシュレッダー処理等を行うことが重要である。また，電子カルテ内の個人情報を安易にUSB等で持ち出し，別の場所で作業するといったことも避けるべきである。病院によっては，院内のLANシステムなどで，デスクトップ上に共有フォルダを置いてデータやファイルの共有を行っている事例を見かけるが，その共有フォルダへのアクセス権が妥当な職員のみに限定されているかの確認も行っておきたい。

そのほか，医療文書の作成支援等で知り得た個人情報などは，そもそも同業者とですら情報共有する必要性は通常ないと考えられるので，安易にエレベーター内での会話や休憩時間などの話題にしないことも重要である。医師事務作業補助者に限らず病院事務職員として働いているのであれば，入職時などに個人情報保護にかかわる誓約書等を交わしているとは考えるが，紙情報であれ電子化情報であれ，個人情報の漏洩は個人のみならず医療機関にとって社会的信頼を大きく損なう重大事案となりうることをあらためて認識しておきたい。

まとめ

　本書では11領域にわたる医療文書（診断書・証明書・意見書等）について解説してきたが，そのなかでも重要だと感じた事項を以下に要約する。

①基本情報等は正確に記載（転記）する

　すべての医療文書について言えることだが，医療文書の作成依頼者（患者）の氏名や生年月日，受診日，診断日などの記載ミスは（書き直しなどの手間を含め）やはり避けたい。ときには，救急外来等の現場で診療録などに医師の誤った記述を見かけることもあるが，受付時の事務職員による記録なども参考にして，正確な文書記載に努めるべきである。

②社会保障制度・社会福祉制度等の概要を理解する

　一般的な診断書・証明書と生命保険会社等の証明書（診断書）を除き，本書で解説した医療文書の多くは，公的制度のもと対象者が行政等への申請を行う際に必要とされる文書である。実際には，各種制度の複雑性などから，対象者自身もその仕組みを十分理解できないまま医療機関（担当医）に文書記載を依頼することもあるが，当該文書にかかわる可能性がある職員（医師を含む）であれば，各制度の概要はある程度理解しておきたい。とくに，どういった対象者（年齢，傷病名，重症度，障害度など）に各種サービスが提供されるのか，その認定・判断にはどのような要件（診断基準等）が重視されるのかわからないまま文書記載することには無理がある。身体障害者診断書・意見書や小児慢性特定疾病医療意見書，指定難病臨床調査個人票などの掲載サイトには認定基準や診断根拠等が記載されているので，初回作成時にはその内容を一読（熟読）しておきたい。また，障害年金を代表とする社会保障給付では，生涯にわたり手当金等が支給されることもあるので，初診日や障害固定日等にかかわる各種要件について最低限のことは知っておくべきである。そのほか，介護保険主治医意見書では，医療の重症度より日常生活の困難性や介護の必要度が重視されることを再確認したい。

③保険診療のレセプト文書に精通する

　生命保険会社等の証明書（診断書）記載においては，（会社側が）診療内容等の把握をレセプト文書に記載がある傷病名や手術術式等で行う傾向にあることは知っておくべきである。ただし，診療報酬請求時のルールとして，診療現場で行われた手術や処置等がすべてレセプト文書に入力・反映されているわけではないことや，実施検査や使用した医薬品等の請求のためだけのレセプト病名などが含まれていることにも留意すべきである。そのうえで，疾病や手術術式等のコード分類に関する知識はやはり重要であり，入院・通院・手術証明書（診断書）などの指定欄に正確なコード記載ができるようになりたい。

④当該領域における医学知識の習得に努める

　医師ですら専門外領域の診断書を記載することには抵抗感があると考えるが，医師事務作業補助者等の事務職員が慣れない医療文書を作成するのであれば，当該疾患・当該領域の医学知識の習得がなおさら必要である。その際，担当医にわからないことを聞くことは大切であるが，当該文書の掲載・関連サイト等に疾患ごとの診断基準や専門用語の説明文（解説文）などが記されていることも多いので，可能な範囲で自ら学ぶ手間（時間）を惜しんではいけない。とくに，小児慢性特定疾病や指定難病などに関しては，一般人（患者）にも比較的わかりやすい解説文が掲載されているので一読されたい。また，それらの解説文の中には，多くの場合，当該疾患の認定に必要な診断基準や重症度に関係する検査値などが記載されているので，実際の診療録の所見と対比しながら診断書・意見書等の作成にあたるとよい。そのほか，整形外科や脳神経内科（脳神経外科）などの疾病に絡んで，体幹・四肢等の神経学的所見（感覚障害・運動障害など）や筋力テスト，関節可動域などの記載が求められることも多いが，一連の所見記載に慣れていけば，身体障害者診断書・意見書だけでなく，他の障害関連の医療文書記載にも応用が利く。同様に，ADL や（障害高齢者・認知症高齢者の）日常生活自立度等の理解は，介護保険主治医意見書の記載において（認知症の病態理解とともに）必須の要件となる。さらに，眼科や耳鼻科領域などの専門的な診察所見（検査データを含む）等も，他の診断書・意見書等での記載に必ず役に立つはずである。

⑤その他

　「習うより慣れろ」という言葉を否定したくて本書を執筆したわけではない。実際，慣れない作業においてマニュアル等の存在が有益であるのは間違いないが，ある領域

■ まとめ

の医療文書を抵抗感なく記載できるようになるには，一定程度の文書作成経験が必要となることも事実である。実際，医療機関の中でさまざまな診療科の医療文書を散発的に記載・作成するよりは，限られた診療科の診断書・意見書などを一定期間，集中的に作成するほうが当該領域の医学知識の習得には効果的であろう。また，施設内では診療録（電子カルテ）の様式が標準化されているとしても，診療科ごと，担当医ごとの診療録記載には一定の傾向（癖）が見られることから，まずは限られた診療科の診療録から必要な情報をすみやかに引き出せるようになることが医療文書記載の効率化につながるものと考える。

参考文献

1) 中村雅彦：医師・医療クラークのための医療文書の書き方（改訂第2版）．永井書店，大阪，2019．
2) 中村健壽（監）：医師事務作業補助 実務の手引き．西文社，東京，2015．
3) 伊藤典子（編）：医師事務作業補助者 文書作成の手引き（第2版）．オーム社，東京，2018．
4) 一杉正仁，渡邉修，五十嵐裕章ほか：医師のためのオールラウンド医療文書 書き方マニュアル．メジカルビュー社，東京，2015．
5) 公益財団法人労災保険情報センター：新訂版 労災保険 後遺障害診断書作成手引．公益財団法人労災保険情報センター，東京，2016．
6) 社会保険研究所：障害年金と診断書 障害基礎年金・障害厚生年金．年友企画，東京，2022．
7) 小林利彦：医師事務作業補助者のための32時間教本〜くりかえし読んでほしい解説書〜 改訂第4版．洋學社，神戸，2022．
8) 小林利彦：重要課題をピックアップ！医師事務作業補助者のための実務Q＆A80．洋學社，神戸，2019．
9) UICC日本委員会，TNM委員会（訳）：TNM悪性腫瘍の分類 第8版 日本語版．金原出版，東京，2021．
10) Dale Avers, Marybeth Brown：新・徒手筋力検査法 原著第10版．津山直一，中村耕三（訳），協同医書出版社，東京，2020．

索　引

1型糖尿病　64
1号紙　118
2階建ての年金制度　108
2号紙　118
3号紙　118
3大疾病　7
65歳の壁　98

欧　文

ADL　96
cTNM　14
Definite　74, 84, 94
GCS（Glasgow Coma Scale）　19
Hoehn-Yahr 重症度分類　75, 81
JCS（Japan Coma Scale）　19
J コード　10, 14
K コード　10, 14
MMT　47, 56, 61
M コード　15
M 分類　12, 14
N 分類　12, 14
POMR（Problem-Oriented Medical Record）　120
pTNM　14
ROM　47, 56, 61
SOAP　120, 121
STEM7　14
TNM 分類　8, 10, 14
T 分類　11, 14
UICC　10, 14

和　文

あ

アフターケア　40, 42
　──制度　40, 42

い

医学知識　119
育成医療　63
医師意見書　97, 106
医師事務作業補助体制加算　iii
医師法　117, 122
遺族基礎年金　108
遺族給付　108
遺族厚生年金　108
医療関連文書　v
医療券　43
医療受給者証　64
医療費助成制度　94
医療文書　v, vi
医療要否意見書　43, 45
インフルエンザ　2
　学校感染症（──）の罹患証明書　2, 4, 5
インフルエンザ経過報告書　5

え

永続する障害　47

か

介護医療院　96, 103
介護給付　95
介護認定審査会　95
介護保険　95
　──制度　95
介護保険主治医意見書　95, 96
介護保険主治医意見書問診票　104

介護予防給付　95
概算医療費　44, 45
外部照射　15
潰瘍性大腸炎　71, 82, 93
　重症度分類　93
家族歴　120
学校感染症　2, 5, 6
　──（インフルエンザ）の罹患証明書　2
稼働年齢層　44
関節可動域　47, 56
関節拘縮　96, 102
癌取扱い規約　10, 14

き

既往歴　120
基礎年金制度　108
記名押印　2
休業補償給付　32, 38
給付基礎日額　32
協会けんぽ　31
共済保険　29
共生型サービス事業所　98
業務災害　32, 34
共有フォルダ　123
協力難病指定医　71
筋力低下　96, 102
筋力テスト　47, 56, 61

く

クリニカルパス（クリティカルパス）　120, 121
グレイ（Gy）　10, 15

け

ケアマネジャー（介護支援専門員）　97
軽症高額該当　94
継続申請用　64, 67
現況届　116

■ 索　引

健康保険 …………………… 29
現症 ………………………… 120
限度額 ……………………… 20
現病歴 ……………………… 120

こ
後遺症 ……………………… 97
後遺障害 …………… 17, 19, 20, 21
　——等級　21
　——の有無　17, 19
高額かつ長期 ……………… 94
合計指数 …………… 47, 54, 62
更生医療 …………………… 63
厚生年金 …………………… 108
交通事故 …………… 2, 3, 5, 16
　診断書　2
公的年金制度 ……………… 108
公費負担医療制度 ………… 62
高齢者介護サービス ……… 97
国際対がん連合 …………… 10
国民年金 …………………… 108
個人情報 …………………… 122
個人情報保護 ……………… 123
雇用保険 …………………… 32

さ
作成支援 …………………… 117

し
支給期間 …………………… 31
　傷病手当金　31
事後重症制度 ……………… 113
指数 ………………………… 62
事前問診票 ………………… 96
肢体不自由（用） ……… 46, 48, 54
指定医 ………………… 46, 64
指定医療機関 ……………… 44
指定小児慢性特定疾病医療機関
　………………………… 64
指定難病 ………………… 70, 94
指定難病臨床調査個人票
　……………………… 70, 71
自動車損害賠償責任保険 … 16
自動車損害賠償責任保険後遺障
　害診断書 ………… 16, 20, 26

自動車損害賠償責任保険診断書
　…………………………… 16, 17
自賠責保険 ………………… 16
社会福祉制度 ……………… 124
社会保障制度 ……………… 124
重症患者認定基準 ………… 69
重症度分類 ………… 75, 86, 93, 94
　潰瘍性大腸炎　93
手術基幹コード …………… 14
手術術式 …………………… 10
手術名 ……………………… 8
主訴 ………………………… 120
障害基礎年金 ……………… 108
障害基礎年金・障害厚生年金診
　断書 …………………… 108
障害給付 …………………… 108
障害厚生年金 ……………… 108
障害高齢者の日常生活自立度
　…………………… 97, 98, 101
障害者 ……………………… 62
障害者基本法 ……………… 62
障害者総合支援法 ……… 97, 106
障害者福祉サービス ……… 97
障害状態確認届（診断書）… 116
障害手当金 ………… 108, 112
障害程度等級 …… 46, 47, 54, 57
　身体障害者　46
障害等級 ………… 32, 36, 62, 108
　労働者災害補償保険　36
障害等級表 ………… 34, 109
　労働者災害補償保険　34
障害認定日 ………… 109, 112
障害年金 …………………… 108
障害年金給付 ……………… 109
障害年金センター ………… 109
障害年金優先 ……………… 116
障害補償一時金 …………… 36
障害補償給付 …………… 35, 36
障害補償年金 ……………… 36
症状固定 …………………… 40
症状固定日 ……………… 20, 26
小児慢性特定疾病 ……… 64, 94
小児慢性特定疾病医療意見書
　……………………… 64, 65, 67
小児慢性特定疾病情報センター

　…………………………… 64
傷病手当金 ………………… 29, 31
　支給期間　31
傷病手当金意見書 29
　——交付料　29
傷病手当金支給申請書 … 29, 30
傷病補償年金 …………… 32, 35
証明書 ……………………… 1
署名（捺印） ……………… 2
自立支援医療 ……………… 94
自立支援医療制度 ………… 62
新規申請用 ……………… 64, 65
進行度 ……………………… 10
身体障害者 ………………… 46
　障害程度等級　46
身体障害者障害程度等級表
　…………………………… 46, 48
身体障害者診断書・意見書
　………………………… 46, 54, 57
身体障害者手帳 …… 46, 98, 116
身体障害認定基準等について
　…………………………… 47
診断基準 …………………… 74
診断書 ……………………… 1, 2, 3
　交通事故　2
診断のカテゴリー ……… 84, 94
診療期間 …………………… 8
診療記録 …………………… 117
診療情報 …………………… 117
診療情報の記録指針2021 … 118
診療報酬請求 ……………… 125
診療報酬点数区分コード … 10
診療録 ……………………… 117
診療録管理体制加算1 …… 122
診療録を書くべき理由 …… 117

す
ステージング …………… 10, 12

せ
生活機能障害度 …………… 81
生活保護 …………………… 43, 44
　——受給者　43
　——法　44
精神障害者保健福祉手帳 … 62

精神通院医療 62
精神保健指定医 113
生命保険 7
　——会社　7
全国健康保険協会 31
全廃 47

そ
総括表 46
相談支援専門員 97

た
第1号被保険者 95, 108
第2号被保険者 95, 108
第3号被保険者 108
退院時サマリー 121
待期完了 29
待機期間 32
代行記載 iii
代行入力 iii, 117
体重の変化 96
タスク・シフト／シェア
　 iii, iv, 122

ち
地域共生社会 98
中間サマリー 122
治癒見込み 16, 17
調剤券 43

つ
通勤災害 32, 34

て
転帰 43, 45
電子カルテ 122

と
特定医療費受給者証 70
特定疾病 95
特別障害者手当認定診断書 63

な
内部照射 15
習うより慣れろ 125

なりすまし作業 122
難病 70
　指定—— 70
難病指定医 71
難病指定医療機関 71
難病情報センター 71
難病法 71

に
日常生活機能障害度 75
日本診療情報管理学会 118
日本年金機構 109
入院・手術証明書（診断書）
　 7, 8
入院期間 8
認知症 96, 97, 101
認知症高齢者の日常生活自立度
　 97, 99, 101

ね
年金申請者 116

は
パーキンソン病 71, 72
廃用症候群 97
はじめて2級以上による障害年金 113

ひ
被保険者期間中 109
肥満度 69
　標準体重　69
　幼児期　69
標準体重 69
　肥満度　69
　幼児期　69
標準報酬日額 29
病理診断 10, 15
　——報告書　15
病理組織学的所見 15
病理組織診断 13
　——報告書　13
病理組織診断名 8
病理病期分類 14

ふ
福祉事務所 43
複数業務要因災害 32

ほ
ぼうこう・直腸機能障害
　 46, 47, 57
ぼうこう若しくは直腸 49
放射線治療 8, 10, 15
保険給付 7
保険金 7
保険診療 125
保険料納付要件 109, 112

も
問診票 119

よ
要介護度 95
　——判定　95
幼児期 69
　肥満度　69
　標準体重　69

り
罹患証明書 2
　学校感染症（インフルエンザ）の—— 2
療育手帳 62
療養補償給付 34, 37
臨床調査個人票 72, 82
臨床病期分類 14

れ
レセプトコード 10
レセプト病名 125
レセプト文書 125

ろ
労災指定病院・薬局 34
労災診療費 42
労災非指定病院（・薬局）
　 34, 42
労災病院 42
労災保険 32

■ 索　引

――給付　32, 33, 35
労災保険指定医療機関……… 42
労災保険料……………………33
老人保健施設……………96, 103
労働基準監督署………………34
労働者災害補償保険… 32, 34,
　　36, 37, 38

障害等級　36
障害等級表　34
労働者災害補償保険意見書…32
労働者災害補償保険診断書…40
労働保険………………………32
労務不能………………………29
――と認めた期間　29, 30, 31

老齢基礎年金………………108
老齢給付……………………108
老齢厚生年金………………108
ログイン……………………122

おわりに

　このたび，医療文書の書き方に関するテキストを執筆する機会を得ました。これまでも，医師事務作業補助者を中心とする医療機関の事務職員向けに，「医師事務作業補助者のための32時間教本～くりかえし読んでほしい解説書～」や「重要課題をピックアップ！医師事務作業補助者のための実務Q&A 80」，「医療事務概論―病院で働く人のみちしるべ―」などの著書で医療文書の書き方については触れてきました。ただし，自分自身の中では何かモヤモヤしたものが残っていて，その理由がわからないままでいました。それはたぶん，過去の執筆では，生命保険会社等の「入院証明書・診断書」や「介護保険主治医意見書」など一部の医療文書に限って深く解説してきたことにあるのだと思います。実際，交通事故や労働災害などで後遺症等が残った際の診断書・意見書や障害者・障害児にかかわる医療文書などは，文書記載が依頼される医師にとっても難解な制度の理解が容易でありません。その種の医療文書に関して踏み込んだ説明をこれまでしてこなかったことが，自分自身の中で心残りであったのかもしれません。

　一方，医療関連文書の数（種類）は著しく多いので，1冊の本ですべてを網羅することは不可能だと考えます。本書では，いわゆる指示書や説明同意書などを含め，医師から医療従事者に送る文書（診療情報提供書・訪問看護指示書など）と医療機関内で完結する医療文書類は対象としていません。むしろ，医学の領域では専門性が高い医師にとっても，（病状経過などは容易に記載できるものの）社会保障制度等の中で国や行政等が何を求めているのかわからないと適切な文書作成ができない医療関連文書を数多く取り上げました。正直，元外科医ではあるものの，臨床から長く離れていた医師である著者の理解が真の意味で正しいのか，勉強不足が故に誤った記述が本書にないのか不安も多々ありますが，自分なりに勉強をして世に出せるものをと心がけて執筆しました。これまで世に出したいくつかの著書とは違い，いろいろな意味で不安もありますが，本書を読んでいただける多くの読者からのご批判を喜んでお受けするつもりです。そのようなフィードバックをいただきながら，自分自身も成長していきたいと考えていますので，お気軽にご意見を伺えると助かります。

　実は，私の執筆を毎回応援していただいている洋學社の吉田様からは，本書が初学者向けのテキストとして使えるように模範例を数多く入れた解説本にしてほしいと依頼されましたが，途中執筆している段階で，どうしても難しい社会保障制度等について一定程度の解説は必要であろうと判断しました。そのような意味では，初学者向けというよりは，やや中級者向けのテキストになっている気がします。折しも，2022

■ おわりに

年度の診療報酬改定で医師事務作業補助体制加算の施設基準が大きく見直され，3年目以上の実務経験者が高く評価されることになりました。医療機関で働く医師事務作業補助者などが，文書作成業務で最初に取り組むであろう生命保険会社等の証明書・診断書記載から，より難しい医療文書作成に挑戦するにあたり，本書がなんらかの「道しるべ」あるいは「羅針盤」となることを切に願っています。

　さいごに，本書の作成にあたり，毎回ご支援・ご負担をおかけしている洋學社のスタッフの皆さまと，日々の交流の中で私にさまざまな知識や示唆を与えてくれる全国の仲間達に感謝申し上げます。

著者紹介

小林　利彦（こばやし　としひこ）

医療法人社団白梅会理事長。浜松医科大学医学部附属病院副病院長時代から医療クラークの育成・支援が必要と考え本領域での学術活動や実務者向けの教育にかかわっている。日本医療秘書実務学会常任理事を務め，静岡県では「静岡県の医療クラークを育てる会」を主管している。著書に「医師事務作業補助者のための32時間教本〜くりかえし読んでほしい解説書〜」,「重要課題をピックアップ！　医師事務作業補助者のための実務Q&A80」,「医療事務概論―病院で働く人のみちしるべ―」（ともに洋學社）などがある。

医師事務作業補助者のための
医療文書 作成術　―STEP UP の羅針盤―

2024年9月20日　初版第1刷発行

著　者	小林　利彦
発行者	吉田　收一
印刷・製本	株式会社シナノパブリッシングプレス
発行所	株式会社洋學社
	〒658-0032
	神戸市東灘区向洋町中6丁目9番地
	神戸ファッションマート5階 NE-10
	TEL 078-857-2326
	FAX 078-857-2327
	URL http://www.yougakusha.co.jp

Printed in japan　　　©KOBAYASHI toshihiko, 2024

ISBN978-4-908296-23-9

- 本書の複製権・翻訳権・上映権・譲渡権・公衆送信権（送信可能化権を含む）は株式会社洋學社が保有します．
- JCOPY ＜(社)出版者著作権管理機構　委託出版物＞
本書の無断複製は著作権法上での例外を除き禁じられています．複製される場合には，その都度事前に(社)出版者著作出版権管理機構（電話 03-3513-6969, FAX 03-3513-6979, e-mail:info@jcopy.or.jp）の許諾を得て下さい．